眠りのさじ加減
65歳からのやさしい睡眠法

快眠セラピスト
三橋美穂《みはしみほ》

青志社

はじめに

「夜、なかなか眠れない」
「若いころのような熟睡感がない」
年齢を重ねると、眠りの悩みを抱える人たちが増えてきます。

私はこれまでに1万人以上の人たちの眠りの悩みを解決してきた中で、ほとんどの方たちの悩みの本質は、眠れないことそのものにあるのではない、ことに気づきました。

なぜ眠れないのか分からないことにあるのだと。

眠れない原因が分からないことが、不安な方が多いのです。

65歳は、仕事をリタイアして、ライフスタイルが大きく変わる年齢です。実は時間に余裕があるシニア世代だからこそ陥りがちな、間違った睡眠習慣があります。

まず本書ではそこに焦点をあて、多くの方々の睡眠が改善されるよう構成しました。

ちょっとした知識や工夫で、眠りの悩みから解放される人はたくさんいます。

さらに睡眠には、さまざまなことが影響しています。寝る前の過ごし方、寝室の温湿度や寝具だけでなく、起床時や日中に気をつけたいことがいろいろあります。

テレビや雑誌で紹介されていたことを実践すれば睡眠が改善されるかといえば、そうとも言えません。とくにテレビは、あまり知られていない「へぇ～！」と思われることで視聴者の目を引きつけようとするので、一般的によく知られていることは取り上げられにくいからです。

自分の睡眠を阻害している要因を見つけて、コツコツと実践することこそ、満足できる睡眠を手に入れる近道です。

性別や年齢、ライフスタイルや体質など、眠りの悩みは、人の数だけ違います。それでも、だいたいの傾向はあるもので、私の講演会にこられた方や眠れない相談を受けた方々もそうでした。

これまでの経験で、多く見られた眠れなくて困っている方々の症状や悩みをなるべくリアルに、その解決方法は、より具体的に、分かりやすくを心がけました。

ただ、あれもやってください、これをしないでくださいでは、いっぱいいっぱいになってしまい、できることもできなくなってしまいます。

私もそうです。

「睡眠」は義務教育ではありません。

シニアのみなさんには、選ぶ権利があると思うのです。

どの程度やればいいのか、これはやらないでもいいのだな、これならすぐにできる、みなさんご自身の判断、この権利を本書では「さじ加減」として記しています。

たとえば、睡眠の質を高めるためには、お酒は飲まないほうがいいのですが、晩酌を楽しみにしている方も多いと思います。無理に晩酌をやめてまで睡眠の質を高めようとすると、人生の質が損なわれてしまいます。

本書のタイトル『眠りのさじ加減 65歳からのやさしい睡眠法』は、睡眠の質と人生の質のちょうどよいバランスを見つけていただきたいと願ってつけました。

これまで家族や仕事のために十分すぎるほど尽くしてきたみなさんに、自分自身にとって心地よい選択をしていただきたいのです。

75歳の体力や知力は、20年前より10歳若返っていると言われており、若々しいアクティブシニアが増えました。満足できる睡眠を手に入れて、さらに毎日が充実することを願っています。

眠りのさじ加減
65歳からのやさしい睡眠法

目次

第二章

睡眠の質を低下させている原因とその対策を考える

第三章 夏と冬、季節に適した眠り方

特に悩みが増える夏と冬の過ごし方

第四章 睡眠習慣チェックであなたの眠りを知る

睡眠の質を上げる自分のさじ加減を見つけましょう

第五章

シニア世代の眠りの悩みを解決するQ&A
こんなとき、あなたはどうします!?

ブックデザイン　塚田男女雄（ツカダデザイン）

第一章

睡眠不足の弊害と睡眠の本質について

シニア世代にありがちな、間違った睡眠認識と睡眠習慣

睡眠不足の危険と間違った睡眠認識

１９８６年にアメリカで起きたスペースシャトル・チャレンジャー号の爆発事故。発射直後に爆発して空中分解していく様子をテレビで見ながら、衝撃を受けました。記憶に残っている人も多いと思います。

この事故は、ＮＡＳＡ職員の長時間労働による睡眠不足が一因であると報告されています。睡眠不足で集中力や判断力が低下して、機体の整備不良を見落としてしまったのです。

そのほか、スリーマイル島の原発事故（１９７９年）やチェルノブイリ原発事故（１９８６年）、アラスカ沖の石油タンカー座礁《ざしょう》事故（１９８９年）も、作業員や航海士の睡眠不足が事故の引き金になったことが分かっています。

これらの大きな産業事故をきっかけに、１９９０年代、アメリカでは睡眠研究と睡眠の国民への啓発活動が活発化しました。

寝ている間のことを研究するのは困難と労力が伴うため、まだ解明されていないことも多いのですが、睡眠の常識と思っていたことが、新しい研究によって、いつの間にか変わっていることがあります。

今年90歳を迎えるタレントの黒柳徹子さんは、10年ほど前に出演したテレビ番組で「夜10時から午前2時の間に盛んに成長ホルモンが分泌されると聞いたことがきっかけで、10時に就寝する生活になった」と語っていました。

しかも「夜中の2時過ぎに一度起床して3時間ほどデスクワークをして、再び就寝する」といいます。

周りから「よく一度起きてから、また寝られるわね」と感心されたそうですが、「温かい牛乳を多めに飲めば大丈夫」と自信満々の黒柳さん。

ご本人が自信をもって取り組んでいるのは素晴らしいのですが、実は「夜10時から午前2時に成長ホルモンの分泌量が増える」のも「ホットミルクで眠れる」のも間違いです。

成長ホルモンは、細胞を修復したり、疲労を回復、脂肪を分解、動脈硬化を予防、骨や筋肉をつくる、免疫力向上など、マルチな働きをするホルモンです。

以前は夜10時から午前2時の間に成長ホルモンの分泌が増えると考えられており、この時間帯は「睡眠のゴールデンタイム」と呼ばれていました。

現在では、何時に寝ても深い睡眠がとれれば成長ホルモンが分泌されることが分かっており、10時就寝にこだわる必要はありません。

逆に、眠くないのに無理やり10時に寝ようとすることで、不眠になったり睡眠が浅くなることがあるのです。

「ホットミルクに安眠効果がある」というのも、正しい情報ではありません。

これは牛乳に含まれるトリプトファンという成分が、睡眠ホルモンのメラトニンに体内で変化するという理由から、言われるようになりました。

ただし、実際に眠れるほどの作用をもたらすためには、ドラム缶半分くらいの大量のミルクを飲まなければなりません。

また、トリプトファンがメラトニンに変化するまでに時間がかかるため、就寝直前に飲んでも、成分としての安眠効果は期待できないのです。

また、「4時間睡眠をとったあとに3時間起きて、再び眠る」という、睡眠を分割する寝方にも問題があります。

入眠直後の睡眠は深く、起床に向けて徐々に浅くなっていくのが、よい睡眠のパターンです。深い睡眠と浅い睡眠、それぞれの睡眠段階に役割があるのですが、睡眠を分割するとそのパターンが乱れます。睡眠は連続してとらないと、睡眠のメリットを十分に享受できないのです。

昨年、黒柳さんは雑誌のインタビューで「夜11時頃に就寝し、毎日10時間くらい睡眠をとっている」と答えています。

黒柳さんの「睡眠のゴールデンタイム」へのこだわりが消えたことに胸を撫でおろしました。

このように**睡眠の正しい知識をアップデート**しないと、よいと思って行っていた努力が、マイナスになりかねません。

睡眠中には身体のメンテナンスが行われており、睡眠と健康には密接な関係があります。

睡眠不足になると頭がボンヤリしたり、体がだるくなったり、肌のうるおいや瞳の輝き、新しいことにチャレンジする意欲が失われるだけでなく、高血圧、糖尿病、脂質異常症、肥満、メンタル不調などのリスクが高まることが分かっています。

睡眠不足になると、ほぼすべての病気のリスクが高まるといっても過言ではありません。

睡眠が関わる病気のリスク

高血圧と動脈硬化

落語家で人気タレントの笑福亭笑瓶さんが、「急性大動脈解離」で、急逝されたとニュースで知ったとき、

「十分な睡眠がとれていなかったのかもしれない」と思いました。

大動脈解離とは、大動脈の内側に亀裂が入り、その裂け目から血液が壁内に流れ込むこと。血液の通り道が分かれて、血管が脆《もろ》くなっている危険な状態です。60歳以上の罹患《りかん》率が高く、高血圧や動脈硬化と深く関連しています。

睡眠不足になると交感神経が優位になったり、ストレスホルモンのコルチゾールが増加して、高血圧のリスクが高くなることが分かっています。

また、過剰なコルチゾール分泌は血管の炎症を引き起こし、動脈硬化の進行につながる可能性があると考えられているのです。

これまでお会いした芸能人の方は、生活が不規則なうえに芸能人ならではのストレスによって、不眠になったり、必要な睡眠時間を確保できていない人が多い印象があります。急な仕事の依頼にもできるだけ対応しようと、睡眠を犠牲にしていることが少なくありません。

睡眠時無呼吸症候群

新型コロナウイルス感染症は感染症法上の分類が5類に引き下げられ、収束に向かっています。不安と緊張を強《し》いられる、実に長い3年半でした。

ワクチン接種の開始当初、優先対象となる基礎疾患は、糖尿病、高血圧、慢性の呼吸器疾患、免疫疾患でしたが、そこに「睡眠時無呼吸症候群」が加えられました。

アメリカ・ノースウェスタン大学の研究で、気道が塞《ふさ》がる閉塞性睡眠時無呼吸症候群の人は、新型コロナウイルス感染症に罹患するリスクが約8倍高く、重症化リスクは2倍にのぼることが報告されたからです。

睡眠時無呼吸症候群とは睡眠中に何度も呼吸が止まる病気で、脳は酸欠状態。睡眠の質が極端に下がるので、睡眠時間はとっているのに超睡眠不足の状態です。日中に耐えがたい眠気に襲われるのが特徴で、高血圧が約2倍、虚血性心疾患が約3倍、脳血管疾患が3～5倍の頻度で合併することが分かっています。

睡眠時無呼吸症候群は、成人男性の約3～7%、女性の約2～5%に見られます。これは寝方を変えたり専門医療機関で治療することで改善しますので、放置しないことが肝要です。（184～186ページ参照）

「認知症」と睡眠の関係

シニア世代が気になる「認知症」も、睡眠と関係していることが分かってきました。

認知症の一因は、健康な脳なら排出されるはずのアミロイドβ《ベータ》という老廃物が脳にたまり、脳の神経が壊れて、徐々に萎縮していくこと。この脳の老廃物を捨てる特別なシステム＝脳のゴミ出しは、睡眠中に行われているのです。

健康な人でも睡眠不足のときは、集中力や記憶力、判断力、意欲が低下し、もの忘れや事故が起こりやすくなります。

これらは、まさに認知症の症状に合致します。

なぜ、睡眠中に脳のゴミ出しが行われるのかといえば、日中と体液の流れが変わり、ゴミ出しの通路ができるからです。

脳には老廃物を運ぶリンパ管がないのですが、リンパ管の代わりをする「脳脊髄液」が、脳のゴミを素早く出せるように、睡眠に入ると脳細胞が縮んで、その通り道をつくります。

ある睡眠専門ドクターが、久しぶりに会ったお母様のもの忘れがひどいことに気づき、よく話を聞いてみたら不眠の症状があることが分かったそうです。慌てて睡眠薬を処方したら改善され、事なきを得たとのこと。

もの忘れがひどくなっていることに気づかない、それが不眠が原因だと気づけないと、認知症があっという間に進行してしまうことにもなりかねません。


２０１９年における日本の平均寿命は、厚生労働省の「令和３年簡易生命表の概略」によると、男性81・４１歳、女性87・４５歳。健康寿命は、男性72・６８歳、女性75・３８歳。平均寿命と健康寿命との差は、男性が約９年、女性が約12年となっています。

この差を縮め天寿を全うする秘訣は睡眠にある、といっても過言ではありません。

だからといって65歳を過ぎたみなさんには、自分の好きなことや楽しみを犠牲にしてまで眠ろうと、頑張りすぎないでほしいのです。我慢することがストレスになって、かえって眠れなくなっては本末転倒です。

睡眠の質と人生の質のバランスがちょうどいい眠りのさじ加減を見つけていただけるよう、まずシニア世代にありがちな間違った認識と習慣について紹介していきます。

睡眠知識1 年齢を重ねると必要な睡眠時間は短くなる

みなさんは、寝床で過ごしている時間（床上《しょうじょう》時間）が、若いときより長くなっていませんか？

「働いているときは忙しくて十分な睡眠時間がとれなかったから、時間に余裕ができた今こそ、たっぷり眠りたい」と、早めに就床していませんか？

それで不眠に悩んでいるなら、まず床上時間を減らしましょう。

シニア世代は、9時間くらい寝床にいることもめずらしくありません。

でも、必要な睡眠時間は、年齢を重ねるにつれて短くなっていきます。若いころと比べて日中の活動量が減るので、必要な睡眠時間も短くなるのが一般的。

また、加齢に伴って睡眠と関係が深いホルモンの分泌量も減るので、睡眠が短く、浅くなっていきます。

年を重ねると老眼になったり、身長が縮んだりするように、これは自然な加齢変化といえます。

60歳を過ぎたら、床上時間は6~7時間がちょうどいい人が多くなります。もちろん個人差があるので、6時間未満の人もいれば、7時間以上の人もいます。

例えば必要な睡眠時間が6時間なのに、9時間寝床で過ごしていたとしたらどうでしょうか。

3時間は眠れなくて寝床で悶々《もんもん》と過ごすことになり、このまま眠れなかったらどうしようと、不安や緊張が高まっていきます。そうなると交感神経が刺激されて睡眠が浅くなるので、夜中に何度も目覚めてしまいます。

せっかく早く寝床に入っても、睡眠不足になってしまうのです。

実際に、こんな70代の女性がいました。

登山が趣味で健康的な生活を送っていましたが、10年前に骨折をして入院したそうです。病院は午後9時から午前6時まで消灯するので、9時間寝ていなければなりません。60代で9時間も眠るのは困難ですから、結果的に不眠になってしまいました。

退院してからも不眠は続き、今日も眠れないかもしれないから、早めに寝床に入っていつでも眠れる態勢を整えていたそうです。相談を受けたときは、午後8時に就床して、起床は午前7時。

「午前2時ごろに目が覚めて、その後眠れないので困っています」

と悩んでいました。

午後8時に寝て午前2時に目覚めたら、6時間睡眠なので70代の彼女には適切な睡眠時間です。

「寝床で過ごす時間が長すぎて、不眠が起こっています。午前0時ごろに就寝して、6時に起床するくらいがちょうどいいと思います」と私はアドバイスしました。

彼女は驚きながら、「寝床にいる11時間のうち8時間眠れたらいいいと思っていた」と話してくれました。

そもそも**「8時間睡眠が健康にいい」というのは、どこからともなく生まれた医学的根拠のない神話**のようなものです。必要な睡眠時間は人によって違い、加齢によって短くなるのが一般的。

つまり高齢者ほど、夜更《ふ》かししたほうがいいのです。寝床で長く過ごすのは逆効果。

シニア世代は「遅寝早起き」を意識して、床上時間を減らしましょう。ちょっと寝不足くらいのほうが睡眠は深くなります。

夜になって眠気が高まると、ジェットコースターが急降下するように、深い睡眠に入ることができます。

睡眠知識2　起き続けている時間が長いほど睡眠は深くなる

夕方にテレビを見ながらうとうと……。

夕食後にこたつの中でうとうと……。

短時間であっても夕方以降に仮眠をとると、いざ布団の中で寝ようと思ったときに、なかなか入眠できなくなります。

眠りに落ちる仕組みは、日本庭園で見られる鹿《しし》おどしに似ています。朝起きてから活動時間が長くなるにつれて、眠気のもとになる「睡眠物質」が脳の中に溜まっていきます。これがある一定量を超えると、竹筒が傾いてカランと水がこぼれるように、眠りに落ちるのです。

うたた寝で放出された睡眠物質が、再び一定量を超えるまでに時間がかかるので、眠りたい時刻に眠れないジレンマに陥《おちい》ってしまいます。


70代の女性の相談を受けたときが、このパターンでした。

「布団に入ってから2時間以上眠れなくて辛い」といいます。この状況がかれこれ20年以上続いていて、「今日も眠れないかもしれないと思うと、布団に入るのが怖い」と切々と訴えてきました。

そこで一日の過ごし方をヒアリングしていくと、夕食後に映画のビデオを見ながら毎晩1時間うたた寝をしていたのです。夜9時から1時間眠ってしまったら、11時に寝ようと思っても、すぐに眠れないのは当然です。

「このタイミングで1時間も寝たら、私でも布団に入ってすぐに眠れませんよ。これは不眠症とはいいません」

そう伝えると驚いていました。まさか、うたた寝が原因で眠れなくなっているとは思っていなかったのです。

単純なことですが、このことに気がついていない人が大勢います。

そして彼女から、こう質問されました。

「ビデオを見ていると、どうしても眠くなるのです。どうやって起きていたらいいでしょうか？」

私は次のようにアドバイスしました。

「眠くなったら立ち上がってください」

背中やお尻、お腹、太ももなどにある抗重力筋《こうじゅうりょくきん》という大きな筋肉に力が入ると、交感神経が刺激されて目が覚めるという仕組みがあるからです。

座るとまた眠くなるので、

「体操をしながらビデオを見るか、早めにお風呂に入って、いつでも寝床に入れる準備をしてください」
と伝えました。
眠くなったときにやることを、リスト化しておくのもよいでしょう。
•アイロンがけ
•窓ふき
•片づけ
•マッサージ
•歌をうたう
体を動かしながら、気分が上がりそうなことを考えておくと安心です。

夕方以降のうたた寝だけでなく、長すぎる昼寝も避けましょう。
シニア世代の昼寝は、午後3時までに30分以内が基本。
本気で不眠を改善したいなら、昼寝はしないほうがよいでしょう。
この仕組みは食事と似ています。
たとえば、3時のおやつをお腹いっぱい食べたら、夕食の時間になってもお腹が空《す》きません。

ですから夕食の前につまみ食いをしたら、夕食で食べられる量は減ってしまい、食事の美味しさも半減してしまいます。

お腹が空いていればいるほど、夕食は美味しく、しっかり食べられます。

睡眠も起き続けている時間が長ければ長いほど、深く長く眠れるのです。


定年後に生活リズムが乱れて不眠になった、こんな男性がいました。

自由な時間ができたことで、午後2時頃から1時間昼寝をするようになりました。すると夜、布団に入っても眠くならず、寝つくのは午前2時。おまけに何度も目覚めて眠りが浅い。

朝食の時間に合わせて朝7時に起きるものの、睡眠不足で体がだるくてたまらない。

昼寝の時間が2時間になって、さらに夜眠れなくなり、昼寝の時間がもっと長くなる、という悪循環に陥っていました。

長すぎる昼寝と夕方以降のうたた寝は不眠の原因になりますから、就寝前8時間はしっかり起きていましょう。

もちろん、ときには望ましくない時間にうたた寝をしてしまうこともあるでしょう。そのようなときには、いつもの時間に眠ることはあきらめて、読書や趣味の時間にあててください。そして、眠くなったら寝床に入るようにします。

睡眠不足でも、翌日はいつもと同じ時刻に起きましょう。その日は睡眠不足で少し辛いかもしれませんが、昼寝も午後3時までに30分以内にしておくと、夜はぐっすり眠れます。

昼寝を30分以内にするためには、布団に入って横にならないことです。血圧が下がって深い眠りに入りやすいので、30分では起きられなくなってしまいます。

昼寝はソファに座って背もたれに寄りかかるか、机にうつ伏せる姿勢をとり、タイマーをかけておきましょう。

昼寝の前にカフェインを摂っておくと、目覚めがスッキリします。カフェインの覚醒作用は、飲んだ後30分くらいで効果が出始めるからです。

私たちはロボットではありませんから、正しい睡眠行動を毎日できなくて当然です。睡眠が乱れたときは、翌日立て直せばいいのです。その方法を知っておくことが、心の平安をもたらします。

睡眠知識3

睡眠のバロメーターは日中の体調

「寝つくまでに2時間かかるから、自分は不眠症だ」

「夜中に目が覚めて2～3時間眠れないのは、睡眠に問題がある」

そう思っていませんか？

実は、よい睡眠がとれているかどうかの一番のバロメーターは、日中の体調です。不眠症状があっても、日中に過度な眠気や疲労感がなく、元気に過ごせていれば心配いりません。

なぜなら、自分では眠っていないと思っていても、眠っていることがあるからです。

入眠直後に現れる「ノンレム睡眠」は、うとうと状態のステージ1から、熟睡状態のステージ3まで、深さによって3段階に分かれています。

脳波ではステージ1と判定されても、眠っている自覚がない人は、なんと約6割にも上ります。

ステージ2に入っても、2～3割の人は起きていると思っています。

さらに深い睡眠のステージ3に入っても、起きていると感じている人もいるのです。

つまり、自分の感覚は当てにならないということ。

だからこそ、バロメーターは日中の体調なのです。睡眠の役割は、日中をイキイキと過ごすために心身をメンテナンスすることだからです。


不眠症状には次の3種類があります。

①寝つきがわるい（入眠困難）
②夜中に何度も目が覚める（中途覚醒）
③早朝に目覚めて、その後眠れない（早朝覚醒）

これらの不眠症状があるからといって、不眠症（病気）とは限りません。

医療における不眠症の診断基準は、「週3日以上の不眠症状」があり、かつ「日常生活に支障がある状態」が「3か月以上続いている」こと。そこで初めて、不眠症の治療が必要とされます。

たとえば身近な人やペットの死など、ショックな出来事に遭遇すると、一時的に眠れなくなることは誰にでもあります。

通常は時間の経過とともに心の傷は癒され、次第に眠れるようになっていきます。日にち薬ですね。このような短期的なものは、不眠症とはいいません。

不眠症状は成人の約3割に見られますが、そのうち日常生活に困っている人は、軽症も含めて3分の1程度。つまり、気にしなくてもいい不眠のほうがはるかに多いのです。

この話をすると、安心する人が大勢います。

「えっ、そうなんだ！」

と目からうろこが落ちるように、元気になっていきます。

実際に3回連続の睡眠講座を行ったときのことです。

ちなみに、1回目は【睡眠の基礎】、2回目は【快眠できる寝室づくり】、3回目は【自分らしい眠りのスタイル】というプログラム構成で、受講者は50~70代の女性たち。

1回目に「日中に元気に過ごせていれば大丈夫」という話をすると、参加者の半数くらいの方の悩みは解決してしまいました。

不眠症状はあっても、昼間は問題なく過ごせていたからです。

「あら、もう来なくてもいいわね」

と言いながら、残り2回は楽しみながら参加されていました。講座後にはお茶会に行く人たちもいて、同じ悩みを共有する仲間と出会えたことで世界が広がったようです。

終了後のアンケートでは、約6割は「睡眠がよくなった」、約4割は「これまでと変わらないが、気にしなくなった」と答えています。最終回を欠席した1名を除き、満足度100％で講座を終えることができました。

参加する前は、自分はよく眠れていないと思っていたけれど、「この睡眠で大丈夫」と自信がついたことに価値を感じてもらえたようです。

眠りの悩みから解放されて元気になっていく方々を見ながら、私自身も力づけられました。

私も50代になったとき、不眠症状が現れたことがあります。毎晩入眠まで2時間くらいかかるようになったのです。
年齢的な女性ホルモンの乱れが原因だったのかもしれません。睡眠を悪化させるようなことはしていなかったので、それ以外に思い当たることはないのです。日中は元気だったので
「まぁ、こういうこともあるかな」

と気にしていなかったら、そのうち眠れるようになりました。

眠れないことを気にしすぎると、不安や緊張が強くなり、さらに眠れなくなります。

また、加齢によって睡眠は浅くなるのが一般的なので、若いころのような熟睡感を求めていると、いつまでも満足する眠りにたどり着けません。

「昼間元気ならそれなりに眠れている」と気楽に構え、理想を追い求めないことが65歳からの自分にやさしい眠り方です。

最初にお伝えしたい３つのこと

１　年齢を重ねると、必要な睡眠時間は短くなる
（長く寝ようとしないこと）

２　起き続けている時間が長いほど、睡眠は深くなる
（長すぎる昼寝と夕方以降のうたた寝をしないこと）

３　睡眠のバロメーターは、日中の体調
（日中に元気なら大丈夫！）

ここまでで、すでに眠りの悩みが解決した人も多いのではないでしょうか。
睡眠の基本法則はシンプルです。
次の章では、睡眠の質を低下させている原因と対策を紹介していきます。

第二章

睡眠の質を低下させている原因とその対策を考える

快眠のために気をつけたい生活習慣と睡眠環境

QOS（睡眠の質）改善チェックリスト

※まず、次のチェック項目にいくつ当てはまるか、数えてみてください。

□太陽光にあたる時間が短い
□運動や散歩はほとんどしない
□起床時刻が日によって違う
□朝食を摂らないことが多い
□昼寝を30分以上している
□夕方以降にうたた寝をする
□毎日お酒を飲む
□寝る前にタバコを吸う
□夕方以降にカフェインを摂る
□遅い時間に食事をする

□寝る直前にお風呂に入る
□首や肩、腰、背中が凝っている
□寝床の中で考え事をしている
□寝床でスマホやテレビを見ている
□眠れなくても寝床の中にいる
□体に合わない枕やマットレスを使っている
□寝室に外光が入ってくる
□ペットと一緒に寝ている

これらは**すべて、睡眠によくない習慣**です。

睡眠をスキーに例えてお話ししましょう。

あなたがこれから滑ろうとするコースが、睡眠によくない生活習慣によって、地面に穴が空いていくとイメージしてください。

ある程度の凹凸《おうとつ》なら、膝を曲げて衝撃を吸収することで、スムーズに滑りきることができます。

しかし、落とし穴のような大きな穴から、小さな窪みまで、たくさんの穴が空いていたらどうでしょうか。

山の頂上から軽快に斜面を滑り始めても、大きな穴を避けようとしてスピードを落としたり、穴にスキー板をひっかけて転倒したりして、気持ちよく滑ることができず、なかなか〝快眠〟というゴールにはたどり着けません。

穴が深くなる原因は、睡眠によくない生活習慣だけでなく、加齢も影響しています。

睡眠の質が低下するシニア世代だからこそ、大きめの穴をつくった根本原因にアプローチして確実に埋めていくことが、満足できる睡眠を手に入れる秘訣です。

穴を作ったマイナスの習慣をすべて改善しようと頑張りすぎるとストレスが強くなります。

まずは半分くらい埋められるように心がけてみてください。

すでに述べた**「必要以上に長く寝ようとしない」「夕方以降のうたた寝と長すぎる昼寝をしない」**以外に、一日の重要な習慣を紹介していきます。

快眠を妨《さまた》げる日中の習慣

1　太陽光にあたる時間が短い

「コロナ禍で睡眠が浅くなった」

「梅雨時に睡眠の質が下がると感じる」

このように感じるのは、日中に太陽光を浴びる量が少ないことが原因で起こっていることがあります。

実は私も、最初の緊急事態宣言のときがそうでした。

未知のウイルスの脅威で世界中が混乱している様子をニュースで見ながら、今、自分にできることは、人との接触を減らすことだと思い、最初の1か月は家の中にこもっていました。

その結果、睡眠が浅くなりましたが、それは新型コロナウイルスに対する不安や緊張が原因だと思っていたのです。

しばらくして、「睡眠が浅いのは、太陽の光を浴びていないことが原因かも」とふと気がつきました。

夜間に分泌される睡眠ホルモンのメラトニンは、日中に太陽光をしっかり浴びることで分泌量が増えるからです。

そこで、朝食をベランダで摂るようにしました。食後にベランダの植物の手入れや読書をして、30分以上過ごすように心がけたら、夜はぐっすり眠れるように戻りました。

ベランダといっても、直射日光を浴びていたわけではありません。

わが家のベランダは南西向きなので、午前中は日が陰っていますが、それでも晴天時は十分な光量が得られます。

リビングの光量は約300ルクス、かなり明るい洗面所でも約700ルクスですが、ベランダは5000ルクス以上あるのです。

晴天の直射日光は、12〜13万ルクスもの明るさです。曇天《どんてん》でも1万ルクスを超え、室内照明のほうが明るそうに見えても、太陽光には敵《かな》いません。それくらい太陽光のパワーは絶大です。

太陽光は昼の元気と夜の熟睡の源《みなもと》

太陽光を浴びると、まずセロトニンという神経伝達物質が脳内で分泌されます。気持ちを明るくしたり、やる気を高める物質で「幸せホルモン」とも呼ばれています。

梅雨時に気持ちが沈みがちになるのは、浴びる光の量が減り、セロトニン不足になるからです。

セロトニンは夜暗くなるとメラトニンに変わるという仕組みになっているので、太陽光を浴びることが質のよい睡眠につながっていきます。

つまり、太陽光は昼の元気と夜の熟睡の源です。

海水浴やハイキング、屋外でスポーツをした日にぐっすり眠れるのは、体の疲れだけでなく、日光をたっぷり浴びていることが関係しているのです。

先日、新宿御苑の芝生の上で、友人たちとおしゃべりをして3時間過ごしました。運動をしたわけでもないのに、夜10時を過ぎたら猛烈な眠気に襲われ、朝まで熟睡！　太陽光のすごさを実感した出来事でした。

メラトニンは10代をピークに急激に減少

脳の松果体《しょうかたい》から分泌されるメラトニンは、脈拍、体温、血圧を下げ、睡眠を誘う働きがあります。そのほか、強力な抗酸化作用や免疫力を高める働き、がんの発生や再発の予防、コレステロール値を下げるなど、健康維持のために欠かせないホルモンです。

しかし、その分泌量のピークは10代。その後急激に低下し、50代以降では10代のときの10分の1以下になってしまいます。だからこそ、シニア世代は日の光をしっかり浴びてほしいのです。30分といわず、1時間でも2時間でも長いほど望ましいのです。

国内の研究で、日中に合計4時間、4週間程度2500ルクスの光照射を行ったところ、メラトニン分泌量が若年者の水準まで上昇したと報告されています。さらに、不眠も改善したのです。

実験では光療法用の特別な高照度照明を使用しましたが、太陽光なら曇天でも1万ルクス以上の明るさです。屋外や窓際で1日30分以上光を浴び、メラトニン分泌を促《うなが》しましょう。

体内時計を調整するほか認知症予防も

午前中の明るい光は、体内時計を朝型に前進させる働きがあります。

体内時計の平均値は24時間より少し長いので、光を浴びないと睡眠リズムは夜型にズレていきます。

朝起きたらカーテンを開けて、明るい光を目に入れましょう。

朝日を浴びて体内時計をリセットする時間は、1分程度で大丈夫です。明るければ、15秒でも効果があるとされています。

夜間のメラトニン分泌を増やすためには、できるだけ午前中に、遅くとも午後3時までに合計30分以上日の光を浴びましょう。午前10時から午後2時は紫外線が強いので、夏場は日向に近い日陰で浴びるくらいがちょうどよいでしょう。

日光浴は睡眠の質を高めるだけでなく、ビタミンDの生成も促します。骨粗しょう症予防をはじめ、認知症リスクが低減したり、糖尿病予防、うつ改善、免疫力向上など、さまざまな効果が報告されています。

夜間の照明は暗めにしてメラトニン分泌を促す

夕方以降の明るい光は体内時計を夜型に後退させるので、夜はやさしい暖色の照明にして、就寝に向かってどんどん照度も落としていきましょう。夜、暗くなればなるほどメラトニンの分泌が高まって眠くなっていきます。

睡眠中に豆電球程度の明るさの環境で寝ているだけでも睡眠が阻害され、太りやすくなったり、うつ病のリスクが高まることが分かっています。照明はすべて消して、できるだけ寝室は暗くしましょう。

白熱電球が発明された1879年から、私たちは光の浴び方が極端に変わりました。当時「世界から夜が消えた」と言われたように、夜間に光を浴びる量が急激に増えたのです。一方、昼間は屋内でも明るく作業ができるので、外で日に当たる時間が短くなりました。これは人類が誕生して700万年の歴史の中で、わずか150年足らずの間に起こった変化。現代は、さらに加速しています。

ナイチンゲールは重病人を窓際に移動した

イギリス人の看護師で、医療改革に尽力したフローレンス・ナイチンゲール。彼女の有名な著書『看護覚え書』の中で、こう述べられています。

「看護とは、新鮮な空気、陽光、暖かさ、清潔さ、静かさなどを適切に整え、食事内容を適切に選択し、適切に与えること」

これは病人だけでなく、私たちが健康的に生きるうえでの基本であり、睡眠の質を高める条件でもあります。

そしてナイチンゲールは、重病の人ほど窓際にベッドを移動したといいます。

「もしも事情が許すなら、患者を太陽がかげった部屋にそのまま寝かせておくよりも、陽光を追いかけながら建物の向きに応じて部屋から部屋へと移したほうがよい」

まだ電気照明がなかった時代、窓際で太陽光にあたることで夜間の睡眠の質が高まり、それが自然治癒力を向上させることを、ナイチンゲールは経験的に知っていたのだと思います。

日中はできるだけ日の光を浴び、夜は暗くして過ごすことを心がけ、光のメリハリをつけて過ごしましょう。

極端な早寝早起きの場合は朝日を浴びないようにする

極端な朝型（早朝覚醒）で困っている人は、光の浴び方を逆にしましょう。

午前中の明るい光は避け、「朝は暗く、夜は明るく」を意識してください。

私が相談を受けた中で最も早寝だった人は70代の男性で、「午後7時に寝てしまう」と

言います。私は驚いて、

「寝床に入るだけでなく、寝入ってしまうのですか？　7時に⁉」

と尋ねたら、答えは「イエス」。

「午後7時に寝て、午前2時に目が覚めて困っている」と言います。睡眠時間は7時間なので70代なら十分です。

ただ、この方の場合、眠っている時間帯を後ろにずらす必要がありました。

そこで「午前2時に目覚めた後は、部屋を薄暗くしたまま寝床でラジオや音楽を聴いてください」とアドバイスをしました。

起床は朝6時以降にして、カーテンは閉めたままに。外出するときはサングラスをかけて、午後3時までは強い光が目から入らないように気をつけてもらいました。

日中の光を避けて夕方以降に強い光を浴びると、体内時計は後退します。

散歩や買い物は夕方4時以降に行い、夜間の室内照明はできるだけ明るくしてもらいました。

すると眠くなる時間が徐々に遅くなっていき、最終的には夜11時に就寝し、朝6時起床で落ち着きました。

極端な朝型化は、高齢の男性に起こりやすいことが分かっています。眠くなる時間が早まってきたら、光の浴び方を変え、適正な時間に眠気が高まるよう体内時計をコントロールしましょう。

★1日30分以上太陽光を浴びて、睡眠ホルモンの準備をしましょう。

2　運動や散歩が足りていない

昼間はテレビを見て過ごして、外出は買い物のときだけ。

そんな日常を過ごしていませんか？

高齢者を対象とした研究で、一日30分以上の歩行や運動を週5回以上行っている人は、不眠が少ないことが分かっています。トータルの運動量は同じでも、週1回だと睡眠への効果はあまり期待できません。

つまり、満足度の高い睡眠を維持するためには、こまめにコツコツと体を動かすことが大切になります。

基礎代謝が低下すると長く眠れなくなる

よく「眠るにも体力が必要」と言いますが、それは本当です。実は加齢による睡眠時間の減少は、基礎代謝量の低下と相関しているからです。

基礎代謝とは、呼吸や心臓を動かすなど、生命を維持するために最低限必要なエネルギーのことで、年齢とともにゆるやかに低下していきます。

人の身体は筋肉量が多いほど基礎代謝量が多くなるので、運動で筋肉を増やす（減らさない）ことが、朝までぐっすり眠る秘訣です。

一日30分のウォーキングで物足りない人は、早歩きでも、ジョギングでも、筋トレでも、ぜひ積極的に行ってください。

時間帯は、体温が高くなる夕方がおすすめです。運動で体温をさらに上昇させると体温のメリハリがついて、睡眠の質向上が期待できるからです。

運動は、睡眠の質を高めるだけでなく、認知症予防にも、フレイル予防にも役立ちます。フレイルとは、要介護状態の前段階のこと。体重が減少して、疲れやすく、歩行速度や握力、身体活動量や気力が低下している状態です。

そこから要介護へと移行していくので、健康寿命を伸ばすためにも、運動は大切な習慣です。

毎朝10分の『テレビ体操』

『テレビ体操』とは、ラジオ体操第1・第2『みんなの体操』『オリジナル体操』を組み合わせた10分間の全身運動です。NHK Eテレで毎朝6時25分から35分まで放送されています。

足が不自由な方向けに、座って行う体操の見本も示してくれますから、誰でも気軽に始められる運動としておすすめです。

しかも、毎朝同じ時間に行えますから、体内時計を整えることにも役立ちます。365日、雨天でもできる手軽な体操です。

私は3年間続けていたら、何時に寝てもテレビ体操の時間になったら、目が覚めるようになりました。

夜更かしして「もっと眠っていたい」と思っても、目が覚めてしまいます。50代以降の人たちから同様の悩みをよく聞いていましたが、それを今、身をもって体験しています。

私の場合は、加齢によって睡眠は浅く短くなることを知っているので、不安も不満もありません。睡眠不足のときには日中に眠くなったら昼寝をして、帳尻を合わせています。

日光浴しながらウォーキングが最高の習慣

「睡眠によい習慣として、最も効果が高いことは何か」と聞かれたら、私はこう答えます。
「太陽光を浴びながら、毎日30分以上ウォーキングをする」

照度が高い午前中に30分＋体温が高い夕方に30分、合計60分ウォーキングができれば理想的。ウォーキングにテレビ体操やラジオ体操、筋トレを組み合わせて、ご自分にとって心地よく、睡眠にも効果を感じ無理なく続けられるさじ加減を見つけてください。近くにラジオ体操を実施している会場があれば、毎朝出かけるのもおすすめです。

運動が気持ちよく感じるようになってきたら、メンタルにもよい効果をもたらしているということ。

特別な準備も必要ありません。ぜひ、気楽に始めてみてください。体をしっかり使って昼の活動性を高め、心地よい疲労感を得ることで、夜の睡眠を引き出しましょう。

★週5回以上の運動習慣で、筋肉を増やしましょう。

3　起床時刻が日によって違う

シニア世代で週末だけ朝寝坊する人は少ないと思いますが、就寝・起床時刻が日によって違う人はいませんか？　時間が自由に使えるがゆえに、気をつけていないと体内時計が乱れてしまいます。

睡眠リズムの乱れは時差ぼけ状態を作り出します。海外旅行で体験する時差ぼけには、体がだるい、頭が重くてボンヤリする、胃腸の調子が悪い、昼間眠くて夜眠れない……、という症状がみられます。これが国内にいながらにして起こるのです。

専門用語では「ソーシャルジェットラグ（社会的時差ぼけ）」と呼んでいて、警鐘《けいしょう》が鳴らされています。

長期間続けていると、不眠、うつ病、高血圧、糖尿病、心疾患、肥満のリスクが高まることが分かってきたからです。

体内時計の乱れは、「骨粗しょう症」のリスクにもつながります。夜間に分泌が減るはずの副腎皮質ホルモンが放出され、骨を溶かす働きが促進されるのです。

健康寿命を延ばすためにも、規則正しい生活を心がけ、体内時計を整えましょう。就床時刻が日によって変わったとしても、毎日決まった時刻に起きることが大切です。睡眠リズムが乱れたら、早めに立て直しましょう。

★毎朝同じ時刻に起床して、体内時計を整えましょう。

4　朝食を摂らないことが多い

食事は、体内時計の調整に影響しており、「朝はしっかり、夜は軽く」が基本です。

夕食よりも朝食の量が多いと体内時計は朝型になり、朝食よりも夕食が多いと夜型にズレるからです。起床後できるだけ早めに朝食を摂ると、体内時計のリセット力は強まるとされています。

さらに、一日3食を決まった時間に摂ることが、体内時計の安定化にもつながります。

私は一日3食を決まった時間に摂ることがよいことは分かっていますが、コロナ禍で活動量が減ったときに、あえて一日2食に変えました。そのほうが、体調がよかったからです。

そして今は、2食半です。

1食目は、朝9時。6時に起床するので、体内時計をリセットする観点からいうと少し遅めになります。

2食目は、午後2～3時。

そして午後7時ごろにおにぎり1個と蒸しカボチャ程度の軽い食事をします。

朝食を一番しっかり食べていて、雑穀入りご飯、具沢山の味噌汁、焼き魚、煮物、ぬか漬け、焼きのり、フルーツというメニューです。

朝食だけ押さえておけば、あとは程々でよしとしています。

2食目以降の食事の時間帯が変わることがありますが、夕食を軽くすること以外は、あまり気にしていません。これが、私の食事の習慣です。


朝食にトリプトファンという成分を摂ると、夜のメラトニン分泌をサポートします。トリプトファンは脳幹でセロトニンへと合成され、セロトニンは脳の松果体でメラトニンへと合成されるからです。

トリプトファンからメラトニンに変わるまでに時間がかかるので、朝食でトリプトファンを摂るのがよいとされています。

トリプトファンは、たんぱく質に含まれる必須アミノ酸です。体内で合成されないので、食品から摂る必要があります。

豆腐、味噌、納豆などの大豆製品、牛乳、ヨーグルト、チーズなどの乳製品、魚、肉、卵、バナナなどに多く含まれています。朝食にたんぱく質をしっかり摂り、日中は太陽光を浴びて、夜のメラトニン分泌を促しましょう。

★朝食でたんぱく質をしっかり摂りましょう。

快眠を妨げる夜の習慣

5 毎日お酒を飲む

「夜中に目が覚めて、その後眠れなくなる」

そんな悩みをシニア男性からよく相談されます。

実はこれ、お酒が原因であることが多いのです。

お酒を飲むと寝つきはよくなりますが、アルコールが分解されると交感神経の活動が高まって、目が覚めてしまうのです。

深い睡眠が減り、睡眠の質は確実に低下します。また、筋肉が弛緩していびきの原因にもなりますから、お酒は飲まないに越したことはありません。

そこで、ご自身の体調や状況を見極めてほしいのです。

地方の新聞社が事務局となって開催している「政経懇話会」という会員制の講演会組織が全国にあります。会員の中心は地元企業の経営者の方々で、例会では、政治、経済、文化など、社会全般にわたる最新の情報を提供。ときどき健康がテーマになることがあり、私は各地で睡眠の講演をさせていただきました。

「夜中に目覚めて眠れない原因の一つがお酒です」と説明したら、「なんだ、そうなのか。じゃあ眠れなくてもしょうがないな」と、おっしゃった方がいました。不眠の原因が分かって心がスッキリし、睡眠よりお酒を選択したことが伝わってきました。

私はそれでもいいと思うのです。経営者の方々は宴席も仕事の一つですし、何よりお酒を飲むことを楽しみにしているのですから。

日中を支障なく過ごせるなら、睡眠の質を高めるより自分がワクワクすることを、どうぞ選択してください。

ただしお酒に飲まれるほど、のめり込んではいけません。

そこはさじ加減。

飲み始めると止められない、休肝日を作れない、そうなったら注意信号です。

お酒を楽しみにしている方は、次のことを心がけてみてください。

飲みすぎない

厚生労働省の飲酒ガイドラインでは、成人男性で「一日20グラム」以下となっています。

〈アルコール20グラムの目安〉　※カッコ内はアルコール度数
- ビール（5％）　500ミリリットル
- 日本酒（15％）　180ミリリットル
- ワイン（12％）　200ミリリットル

- チューハイ（7％）　350ミリリットル
- ウイスキー（43％）　60ミリリットル
- 焼酎（25％）　100ミリリットル

高齢者や女性は、この3分の2以下が推奨されています。ビールなら350ミリリットル缶を1本以内です。加齢によってアルコールの分解能力が低下していくからですが、これにも個人差があります。週に2日は休肝日をつくって肝臓への負担を減らし、適量を食事のときに嗜《たしな》む程度がよいのではないかと思います。

飲む前に食べるとよいもの

アルコールの吸収を穏やかにするのが、脂質、タンパク質、食物繊維。これらを飲む前に摂ることで、睡眠への影響を減らすことができます。チーズ、ナッツ、納豆、きんぴらごぼう、切り干し大根などに多く含まれているので、飲み始める前にそれらの食材を積極的に摂りましょう。

また、お酒と水を交互に飲むと、お酒の飲みすぎを防ぐことができます。水で満腹感が得られるため、悪酔いもしません。

日本酒を飲むとき、この水は「和《やわ》らぎ水《みず》」と呼ばれています。

ノンアルコールビールは眠りの質を高める

ノンアルコールビールは、睡眠によい効果をもたらすことが分かっています。アルコールのデメリットがないうえ、ビールの主原料であるホップに含まれるGABA（ギャバ）には、神経を落ち着かせる働きがあるからです。

寝つくまでの時間が短くなり、翌日の不安感も低減されたと報告されています。

ビール党の人は、普通のビールとノンアルコールビールを飲んだ翌日の体調の違いを、ぜひ観察してみてください。

ノンアルコールは、ビール以外にもワイン、日本酒、焼酎などさまざまなジャンルのものが登場しています。

アルコールを1％以下に抑えた「微アルコール」も話題です。ノンアルコールでは物足りないと感じる健康志向の人たちから、人気を集めています。いろいろ試して、お気に入りを見つけてみてください。

お酒を飲んだら睡眠薬は服用しない

アルコールと睡眠薬を一緒に飲むと、薬の副作用が強くなり、ふらつき、記憶障害、せん妄《もう》（おかしな行動）などが起こりやすくなり危険です。

お酒を飲んだら、睡眠薬は飲まない。

睡眠薬を飲むならノンアルコール飲料にして、同時に飲まないようにしましょう。

寝酒はしない

不眠解消のためにお酒を飲むと、確かに最初は効果を実感します。しかし、すぐに耐性ができて、あっという間にお酒の量が増えてしまいます。

「飲んだら眠れる」から「飲まないと眠れない」に変わり、「もっと飲まないと眠れない」というループにはまり、しまいにはアルコール依存症になることも少なくありません。

高齢者の約３％が、アルコール依存症に該当し、特殊なことではないのです。

シニア世代は、退職やパートナーとの死別をきっかけに、酒量が増える傾向があります。

やることがないからお酒を飲む、寂しさをまぎらわせるためにお酒を飲む。

これは睡眠の質を低下させるだけでなく、人生の質をも損《そこ》ないます。

気持ちをまぎらわせるためにお酒を飲もうとしていることに気づいたら、別の生きがいに目を向けましょう。地域のサークルに参加したり、野菜作りやボランティア活動などで、生活の幅を広げてみませんか。

精神的な充実感が得られると、睡眠にもよい影響がもたらされます。

★アルコールの量や頻度を減らしましょう。

6　寝る前にタバコを吸う

「寝る前の一服が最高のひととき」

「タバコを吸うことが自分のリラックス法だ」

そんな人は、注意が必要です。

一服中の気分は最高でも、タバコの覚醒作用は1~2時間続くからです。ニコチンによってアドレナリンの分泌が増え、血圧と心拍数が上昇します。

その結果、寝つきがわるくなり、深い睡眠も減ってしまうため、熟睡感が損なわれてしまいます。

また、寝る前のタバコだけでなく一日のニコチン総摂取量が多いと、睡眠が浅くなることも分かっています。

最後の一服は就寝2時間以上前に

タバコを吸っている人は健康によくないことは百も承知でしょうから、やめましょうとは、あえて言いません。

ただ、その日の最後の一服は、就寝2時間以上前にしてほしいのです。

「2時間」というのは、覚醒作用が落ち着く時間というだけではありません。タバコには200種類以上の有害物質が含まれており、主に排便や排尿、汗などで体の外に排出されます。

寝る直前に吸ってしまうと、長時間排出することができなくなり、有害物質を体内に摂り込んでしまう量が増えるのです。

ですから、就寝2〜3時間前から吸わないほうがいいとされています。

吸いたくなったら深呼吸を

タバコを吸いたくなったら、まず深呼吸をしましょう。

1対2の呼吸法（4秒吸って8秒吐くなど）で気持ちを鎮《しず》めてください。

吐く息を長くしながら深呼吸を繰り返しているだけで、リラックスしてきます。目を閉じて、呼吸に意識を集中しながら、1分間行ってみてください。そのあとにタバコを吸いたいかどうか内観してみると、吸いたいという欲求が消えているかもしれません。

それでも吸いたいときには、堂々と「タバコを吸う」を選択してください。

罪悪感を抱きながら吸ったり、我慢できない自分はダメだと否定することほど、大きなストレスはありません。呼吸法の練習をするかのように、タバコをゆったりと吸い、ゆったりと吐き、味わい、どうぞ愉しんでください。

このように自分のタバコに対する態度を観察しながら、ベストなさじ加減を見つけていきましょう。

★タバコは就寝2時間前までにして、吸いたくなったら深呼吸をしましょう。

7　夜のカフェイン摂取

ココア、コーラ、ほうじ茶、ウーロン茶……。

カフェインは意外な飲み物にも含まれています。

カフェインの覚醒作用は、4~7時間ほど続きます。これは体内のカフェイン量が半減する時間なので、敏感な人はもっと持続します。とくに高齢になると覚醒作用が長く続くので、午後3時のお茶を飲んだ後は、カフェインを摂らないほうがよいでしょう。

カフェインの多い飲み物

100ミリリットルあたりのカフェイン含有量がとくに多い飲み物は、玉露、コーヒー、エナジードリンク、栄養ドリンクです。続いて紅茶、煎茶、ほうじ茶、ウーロン茶。

逆に、含有量が少ないのは、ココア、コーラ、玄米茶です。

カフェイン摂取による体への影響は個人差が大きいため、微量でも眠れなくなる人もいます。

コーラは100ミリリットルあたりの含有量は少ないのですが、1回に飲む量が多いので、カフェイン摂取量は増えます。ペットボトルで飲むドリンクは、夕方以降はノンカフェインのものを選びましょう。

また、チョコレートにもカフェインが含まれています。とくにハイカカオチョコレートは含有量が多いので、夜は控えましょう。

ハーブティーや穀物コーヒーを

ホットミルクを飲んでも眠れないと前述しましたが、まったく安眠効果がないのかといえば、そうともいえません。温かい飲み物を飲むときには、息を吹きかけながら冷まそうとします。これは深呼吸と同じ動作となります。

呼吸は、息を吐くときに、体の力が抜けてリラックスします。

そして、温かい飲み物で体が温まります。体が温まれば、血行もよくなって、入眠しやすくなるというわけです。

つまり、**牛乳でなくてもノンカフェインの温かい飲み物なら、穏やかに睡眠によい効果をもたらす**といえるでしょう。

私は、夜にコーヒーを飲むと眠れないことに気づいてから、16時以降はコーヒーを飲まないようにしています。

紅茶や緑茶は眠れますが、コーヒーだと眠れなくなります。

ここ数年は、カフェイン自体をほとんど摂らなくなりました。カフェインは血管を収縮させるので、冷え性の私がわざわざ飲む必要はないと思ったからです。自宅で飲むメインは、シンプルに白湯《さゆ》。それにハーブティーと穀物コーヒーも飲んでいます。

穀物コーヒーとは、穀物や植物の根を焙煎したコーヒー風味の飲み物です。原料は大麦やライ麦、玄米、チコリ、イチジク、たんぽぽの根など。

1種類のみで作られているものもありますが、多くの製品はいくつかの原料をブレンドしています。

ノンカフェインで食物繊維も多く含まれていて、健康維持にもおすすめの飲み物です。自然食品店で販売されているので、よかったら試してみてください。

カフェインの過剰摂取に注意

カフェインは寝る前だけではなく、一日の総摂取量が多いと睡眠が浅くなることが分かっています。

カフェインを過剰摂取すると、中枢神経系が刺激され、めまい、心拍数の増加、興奮、不安、震え、不眠、下痢、吐き気等をもたらすことがあります。摂りすぎには、くれぐれも気をつけてください。

カフェインが睡眠の質を下げるのは事実です。コーヒーを一日何杯飲んでも夜はぐっすり眠れると豪語していた50代の男性が「入院をきっかけにコーヒーを飲まなくなったら、さらにぐっすり深く眠れて驚いた」と話してくれました。コーヒーをたくさん飲んでも眠れていたのは、ひどい睡眠不足が原因だったのだと気づいたそうです。

高齢になると、カフェインの影響が強くなります。眠れない原因は、夕食後に飲んでいる緑茶かもしれません。

最近はノンカフェインコーヒーを始め、カフェインレス飲料の種類も増えました。麦茶やそば茶はノンカフェインなので、何時でも安心して飲めます。どんな飲み物をどのタイミングで、どれくらいの量なら影響が少ないのか、いろいろと試してみることをおすすめします。

★カフェインは16時まで、ノンカフェインの温かい飲み物を。

8　遅い時間に食事をする

夕食メニューにぐっすり眠れる成分を加えることで、睡眠の質を高めたい！

そんなことを考えたことはありませんか？

実際にテレビの睡眠特集で、夕食で摂るといい食材が紹介されることもあります。

「体温を下げる働きがあるグリシン含有量が多いエビやホタテを夜食べるといい」

「レタスに含まれるラクチュコピクリンはメラトニンに似た働きがある」

効果が全くないわけではありませんが、ホットミルクと同様に、食べたら必ず眠れるというわけではありません。

逆に、食べたら眠ってしまう薬のような食物が身近にあったら、危険ですよね。あくまでも作用は穏やかです。

食事の内容よりも、**まず就寝3時間前までに食事は終えるよう心がけましょう。**遅い時間に食事を摂ると未消化のまま寝ることになってしまい、内臓の温度が下がりにくくなり、睡眠が浅くなるからです。

胃の中で食べ物が停滞している時間は、炭水化物→タンパク質→脂質の順に長くなります。夜は揚げ物や肉を控え、消化の良いものを軽く摂ることを心がけてください。遅くなったときは食事の量を減らすか、少量でも満足感があるお粥やバナナなどがおすすめです。

健康にいい食事は睡眠にもいい

食事に関する基本的な考え方を紹介します。

前述のとおり、食物の栄養成分の中には睡眠に作用するものもありますが、眠ることだけを考えて食べるものを決めていると、身体のバランスが崩れてしまいます。これでは本末転倒です。

あくまでも、健康的な食生活を第一に考えましょう。体が健康になることが、健《すこ》やかな睡眠につながっていきます。

健康にいい食事は「和食」

脂質が少なく、食物繊維やビタミン、ミネラルが豊富な和食は、世界を代表する健康食。

一汁三菜を基本とした和食のバランスのよさは、世界的にも高く評価されています。「まごわやさしい」というキーワードも注目されていて、これは健康的な食生活を送ることができる食材の頭《かしら》文字をとって、覚えやすくしたものです。

「ま」まめ……大豆、小豆、黒豆、納豆、豆腐、おから、きなこ、湯葉など
「ご」ごま（種実類）……ごま、えごま、栗、ぎんなん、くるみ、落花生など
「わ」わかめ（海藻類）……わかめ、ひじき、のり、昆布、めかぶ、寒天など
「や」やさい……根菜、葉茎菜、果菜など野菜全般
「さ」さかな……さかな、煮干し、えび、たこ、いか、貝など
「し」しいたけ（キノコ類）……しいたけ、しめじ、えのきだけ、エリンギなど
「い」いも……じゃがいも、さつまいも、里芋、長芋、こんにゃくなど

和食のメリットが凝縮されていて、積極的に摂取したい食材ばかりです。ぜひ今日から意識してみてください。

★夕食は就寝3時間前までに摂り「まごわやさしい」を意識しましょう。

9　寝る直前にお風呂に入る

寝冷えをしないように、お風呂は就寝直前に入る。

この習慣が眠りを遠ざけているのかもしれません。

入浴は就寝1～2時間前に、ぬるめのお湯に15分程度がよいとされています。

ぬるめとは夏は38～40℃、冬は39～41℃。42℃以上になると、交感神経が刺激されて、頭が冴《さ》えてしまうからです。

熟睡するためには、体の中心部の深部体温の低下が必要です。

入浴によってあえて深部体温を0・5～1℃上げると、その後急激に深部体温は下がります。そのタイミングで眠気が強くなって、スムーズに入眠できるようになります。さらに睡眠中の体温もしっかり下がるので、熟睡感が増すというわけです。

ただし、シニア世代は体温が上がりにくいことが分かっています。

個人差はあるものの、20代は40℃のお湯に約10分つかると体温が1℃上昇しますが、60歳以上は体温が1℃上昇するまでおよそ18分かかります。冷え性だと、さらに温まりにくい傾向が見られます。

長時間湯船につかっているのも体力が必要ですし、肺や心臓に負担がかかるので、シニア世代の入浴は5〜10分でもいいと思います。

体温のメリハリによる熟睡効果はあまり望めませんが、末梢の血行がよくなることで深部体温が下がりやすくなって、入眠効果は得られるからです。

湯温41℃以下で、ご自分が心地よい入浴の温度を見つけてください。

入浴後の体温の下がり方には個人差があるので、就寝まで2時間以上あけたほうがいい人もいれば、就寝直前でも眠れる人もいます。眠くなるタイミングは、何度のお湯に何分つかるかによっても変わります。

入浴の効果は体を温めることや、深部体温を上げるだけではありません。

体に浮力がかかることで重力から解放され、関節や筋肉の緊張がゆるんでリラックスします。また、体に水圧がかかることで、滞留した血液の流れがよくなって足のむくみが解消したり、全身の新陳代謝が活発になります。

入浴の健康効果は高く、睡眠の質向上にもつながる習慣なのです。

毎日お風呂につかると健康寿命が延びる

高齢者1万4000人を対象とした千葉大学の大規模調査で、**夏に週7回以上入浴する人は、週2回以下の人と比較して、要介護認定されるリスクが28％低いことが分かりました。**同様に冬は29％のリスク減少が見られたそうです。

入浴は、脳への血流も促進されるので、認知機能の低下を防ぐ効果があると考えられています。

また、大阪大学が40歳以上の男女3万人を20年にわたって追跡した調査では、週に5～7回入浴する人は、0～2回の人と比べて心血管疾患リスクが28％低下するほか、脳卒中や脳梗塞、脳出血、心疾患のリスクが大幅に減少することが分かりました。

日本以外の国では湯船につからず、シャワーだけですませるのが一般的。

日本人の寿命が長いのは、毎日の入浴習慣が寄与していることは間違いないと思います。水資源が豊富な日本だからこそ可能な習慣を、日々の健康づくりに活かしていきましょう。

入浴法による睡眠効果の目安

いろいろな入浴法の効果を分かりやすくするために、点数化してみました。あくまでも個人の観点ですので、目安として活用ください。

【A】**15分の全身浴（40℃程度）**……100点

- 額《ひたい》がうっすら汗ばんだら、深部体温が上がったしるし
- 体温が急激に下がるときに眠気が高まり、スムーズな入眠につながる。睡眠中の深部体温もしっかり下がるので、熟睡感が高まる満点の入浴法
- 10分で額が汗ばむなら同様の効果あり
- 体温が下がるまでに時間がかかるので、就寝の1時間以上前に入ること。人によっては2時間以上かかる場合もあるので、一度早めの時間帯に入浴して、何分後に眠気が強くなるのか自分の体質を確認するとよい

- 額が汗ばむまでに時間がかかって、のぼせる人もいるので、無理をしないこと

【B】**5～10分の全身浴（40℃程度）**……80点

- 深部体温の上昇は少ないので、Aと比べると熟睡感は減るが、血行がよくなるため入眠効果は得られる

【C】**シャワー＋足浴**……70点

・足浴をプラスすることで全身の血行がよくなり、入眠効果が期待できる
・くるぶしの上までつかるよう浴槽に10センチ以上の熱めのお湯（42〜43℃）を張り、その中でシャワーを浴びるとよい
・温熱効果はBに近いが、浮力や水圧の効果がないため総合評価は劣《おと》る

【D】**シャワーだけ**……50点
・汗腺を塞いでいる皮脂や汚れを落とすことができるので、入浴しないときより放熱しやすく、深部体温は下がりやすい。ただし、A〜Cと比べると温熱作用も清浄作用も効果は低い

【E】**入浴しない**……0点
・これまで述べたメリットがないので、睡眠の質は下がる
・疲れているときでも、足湯はするとよい

ちなみに以前流行した「半身浴」は、心臓や肺が弱い人以外はおすすめしません。全身浴と比べて、体温が上昇しにくいからです。

高齢になると30分入っても、額が汗ばむまで温まるのは難しいと思います。

上半身を冷やさないように、浴室の温度は26〜28℃に保つ必要もあり、手間がかかるわりに効果が得にくいのです。

入浴するときに注意したいこと

入浴中には汗をかいて体の水分が減少するので、入浴の前後に水分補給をしてください。体内の水分が不足すると、立ちくらみや呼吸困難などの脱水症状が起こるおそれがあります。

また、血液が濃くなるので、血管内で血の塊《かたまり》（血栓）ができやすくなります。その塊が脳や心臓の血管に詰まると、梗塞を起こすので危険です。

冬場はヒートショック予防のために、脱衣所と浴室を温めておきましょう。

ヒートショックとは、急激な温度差で血圧が乱高下することによって、身体に与える衝撃のこと。それによって、心臓や血管の疾患が起こることをいいます。

寒い脱衣所で衣服を脱ぐと、熱を逃がさないように筋肉が収縮し、血圧が急上昇します。脱衣所が10℃でお湯が40℃だとしたら、その差は30℃にもなり危険です。**入浴前に温風ヒーターで、脱衣所と浴室を23℃くらいに温めておきましょう。**

それから、体温を上げようと思って長く入りすぎないこと。脱水症状がおこったり、心臓への負担が増加します。ご自身にとって無理のないさじ加減をみつけてください。

私の入浴は80点

実は私は就寝直前にお風呂に入るので、湯船につかっているのは5～6分で、お湯の温度は40℃。この程度の入り方なら、私の場合は入浴直後でもすぐに眠れます。

額が汗ばむくらいしっかり体を温めたほうが熟睡できますが、体力と時間がないので、今はこの入浴法で満足しています。

寝具は満点、食事は80点、運動は70点、照明は満点、お酒、タバコ、カフェイン、寝床スマホはしないので満点。

このように全体で見たときに、入浴時間が多少短くても大きく足を引っ張ることはないので、よしとしています。

週に1回夕方にジムに通っているのですが、その日の入浴は午後8時です。15分間湯船につかると、午後10時ごろに強い眠気に襲われます。その眠気を逃さないよう、すぐにベッドに入ります。

寝つきがわるい人は、この仕組みを利用してください。ご自分が心地よい入浴法をして、その何分後に眠気が強くなるのかが分かったら、入眠したい時刻から逆算して入浴すればよいのです。

冷え性の人は朝風呂を

朝、熱めのシャワーを浴びると、スッキリ目覚めることができます。42℃以上の熱い湯は、交感神経を刺激するからです。

冷え性の私は、シャワーではなく、朝も湯船につかっています。朝は体温が低いので、温かいお湯につかると体温が上昇して、活力が湧いてくるからです。

人間の体は毛細血管が開いて体の隅々まで血液が巡ることで、酸素や栄養が運ばれ、さらに老廃物や疲労物質が回収されます。体が冷えていると疲れやすいのは、血液が行き渡らず新陳代謝が滞《とどこお》っているから。ポカポカ温かい状態をつくるようにしましょう。

入浴時のお湯の温度が高いと、血圧が上昇して心臓や血管に負担がかかります。40℃以下のぬるめの温度で入り、追い炊きで42℃まで上げていきます。長く入ると入浴後に眠くなるので、時間は5〜6分にしましょう。

お湯の温度はリモコンに表示されている温度とは違うことも多いので、湯温計で計ることをおすすめします。

40℃と表示されていても、実際は42℃だったということも。湯温計は100円ショップでも購入できるので、試してみてください。

★お風呂は就寝1〜2時間前に、自分の体質を確認しましょう。

10　首や肩、背中が凝っている

加齢によって、体は変化していきます。

筋肉の量が減り、弾力もなくなって硬くなっていきます。血行もわるくなるので、熟睡に必要な深部体温の低下が妨げられてしまいます。

血行が阻害されるのは、自律神経の働きとも関係しています。自律神経とは、体を緊張させて活動的にする〝交感神経〟と、体をゆるめてリラックスさせる〝副交感神経〟からなり、状況に合わせて血圧や呼吸、消化、体温などの体の機能を最適化してくれています。

例えば、暑いときには末梢血管を拡張させたり汗をかいて放熱し、体温を下げます。寒いときには末梢血管を収縮して血流を低下させ、熱が外へ逃げないようにします。これが自律神経の働きです。

寝る前には副交感神経が優位になって体がゆるみ、血行がよくなることで、深部体温は低下していきます。しかし自律神経の働きが低下していると、交感神経が鎮まらず、眠りたいのに眠れない状況に陥ります。

自律神経の働きが低下する主な原因は、ストレスや睡眠不足、体内時計の乱れですが、それだけではなく加齢も影響しています。

気温が上昇しても汗をかきにくい、食べ物を消化しにくい、尿意をコントロールしにくくなるように、入眠のスイッチが入りにくくなることがあるのです。

では、どうしたらよいのでしょうか。

副交感神経が優位になっているときの体の状態を意図的に作り出せれば、入眠しやすくなります。

- **呼吸は深くゆっくり**
- **筋肉はゆるんでいる**
- **手足が温かい**

・頭は涼しい

その方法を紹介していきます。

いったん体にギューッと力を入れたあと、ストンと力を抜いて、体をゆるめていく方法です。体の部位ごとにゆっくり行っていくことで、全身の筋肉がゆるんで血行がよくなります。

筋弛緩法《きんしかんほう》

動きがゆっくりしているので、自然に呼吸もゆっくり深く変化してきます。

筋弛緩法は、1920年代にアメリカの精神科医によって考案されました。もともとは心身のリラックスや不安感の軽減を目的として、医療現場で指導されてきたリラクゼーション法です。

これを睡眠改善に応用したところ、多くの効果が確認されたのです。入眠が早くなり、中途覚醒が減り、総睡眠時間が伸び、熟睡感が高まることが分かっています。

正式には「漸進《ぜんしん》的筋弛緩法」という名称で、順を追って徐々に筋肉をゆるめていく方法という意味です。動きは地味ですが、100年続いているメソッドだけあって、その効果は絶大！

頭痛の解消、疲労感の軽減、頻尿の改善、消化器系疾患の予防や改善なども確認されています。ぜひ、お試しください。

まず、**姿勢を整えましょう。椅子に浅めに腰かけて、脚は肩幅くらいに開きます。このとき、目は軽く閉じましょう。力を入れるときは8割くらいの力加減で行ってください。**

1【手をゆるめる】

上体を少し前傾した状態で、両手をグーに握って力を入れる（5秒）

⇩フワッと力を抜く（20秒）手は太腿の上に置いて、体の感覚に意識を向ける

同様に両手をパーに開いて力を入れる（5秒）

⇩フワッと力を抜く（20秒）

※手のひらがポカポカしたり、ジンジンしていたら上手にできています。

2【首をゆるめる】

頭の重みだけで頭を前に傾けて、首の後ろ側を伸ばす（5秒）
⇩顔を正面に戻す（20秒）
頭を後ろに傾けて、首の前側を伸ばす（5秒）
⇩顔を正面に戻す（20秒）
※首に不調がある場合はスキップしてください
頭を右に傾けて、首の左側を伸ばす（5秒）
⇩顔を正面に戻す（20秒）
頭を左に傾けて、首の右側を伸ばす（5秒）
⇩顔を正面に戻す（20秒）

3【肩をゆるめる】

両肩を耳につけるように持ち上げる（5秒）
⇩操り人形の糸が切れるかのように、ストンと脱力（20秒）

4【腕をゆるめる】
拳《こぶし》を握って肘を曲げ、わきを締めながら両腕に力を入れる（5秒）
⇩ストンと脱力（20秒）

5【脚をゆるめる】
膝を伸ばして両脚を上げ、ふくらはぎに力が入るように、つま先を体のほうに向けて両脚全体とお尻に力を入れる（5秒）
⇩ストンと脱力（20秒）

6【全身をゆるめる】
両腕、両脚、首、顔、胸、腹、全身に力を入れる（5秒）
⇩ストンと脱力（20秒）
※顔は、目を閉じ、口をすぼめて、パーツを中央に寄せながら力を入れる（目を閉じたひょっとこのような顔）

手足がポカポカして、全身が重だるく、頭がぼんやりして眠くなってきたら、そのまま寝床に入りましょう。

まだ眠気がこなければ、何セットか繰り返してみてください。ゆっくり丁寧にやるほど、効果が高くなります。

私のホームページでやり方を動画で紹介していますので、見ながら行うとコツがつかみやすくなると思います。https://www.sleepeace.com/video

なかなか寝つけないときに、寝ながら行っても構いません。

簡単な3ステップの方法を紹介します。

まず、姿勢を整えます。

仰向けになって、脚は腰幅に開く。

両手は体から少し離して、手のひらは上に向けましょう。

1【手をゆるめる】

両手を10センチくらい浮かせてグーに握り力を入れる（5秒）
⇩フワッと力を抜く（20秒）
同様に両手をパーに開いて力を入れる（5秒）
⇩フワッと力を抜く（20秒）

2【脚をゆるめる】

つま先を体のほうに向けて両脚に力を入れる（5秒）
⇩フワッと力を抜く（20秒）

3【全身をゆるめる】

両手、両脚、首、顔、胸、腹、全身に力を入れる（5秒）
⇩フワッと力を抜く（20秒）

これを眠くなるまで繰り返します。ある程度疲れてきたら、次に紹介するカウントダウン法に切り替えましょう。

★「筋弛緩法」で体の緊張をゆるめましょう。

11 寝床で考え事をしている

眠れない原因の一つは、寝床で頭の中の考え事が次から次へと浮かんでくることです。

「もう1時間たってしまった……」

「朝まで眠れなかったらどうしよう……」

「あのとき、こうしておけばよかった……」

眠れない不安や過去にあった出来事への後悔など、思考は大忙し。脳が活性化してしまい、いつまでたっても入眠できません。

そんなときには、無意味なことで頭の中をいっぱいにすると、退屈になっていつの間にか眠ってしまいます。

思考を鎮めて眠りにつく方法をいくつか紹介しますので、ぜひお試しください。

カウントダウン法

頭の中で100から順に数字をひとつずつ減らしながら数えていく、ただそれだけです。

これはアメリカの催眠療法士によって考案されました。ポイントは、ゆっくり数えること。3秒にひとつくらいのテンポで数えていきます。

「ひゃーくーーー、きゅうじゅうきゅうーーー、きゅうじゅうはちーーー」

だんだん頭がぼんやりしてきて、いくつまで数えたのか忘れてしまったら、100に戻って数え直します。

この話をすると「羊を数えるのと同じですね！」と言う人がいますが、実は羊は日本語で数えても効果がありません。

英語で「ワンシープ、トゥーシープ……」と数えますが、「シー」と発音するときに息を吐くので、体の力が自然に抜けて眠くなるのです。

でも、日本語だとどうでしょうか。

「ひつじがいっぴきっ、ひつじがにひきっ……」と息が詰まって、いつまでたってもリラックスできません。

おまけに数字を増やしながら数えていくのは簡単なので、雑念が浮かびやすくなっててしまいます。

「あー、もう500匹になってしまった」

「うわっ、1000匹だ……。いつまで数え続けるのだろう……」

こんなふうに、不安や焦《あせ》りが出てきたら逆効果。

引き算は少し集中力がいるので、雑念が浮かびにくいのです。

実際に20年以上不眠で悩んでいた60代の男性にこの方法を試してもらったところ、「70くらいで眠ってしまう」と、その効果を絶賛していました。

夜中に目が覚めて眠れないときにも役立ちます。簡単にできるので、ぜひ実践してみてください。

認知シャッフル睡眠法

脈絡のない言葉とイメージで、脳の論理的な活動を停止させ、入眠しやすくする方法です。

カナダの認知科学者が考案し、アメリカのメディアで取り上げられたことで、爆発的に知られるようになりました。**「連想式睡眠法」**とも呼ばれています。

1　まず、簡単な言葉を選びます。例えば「ひつじ」とします

2　選んだ単語の1文字目「ひ」から始まる言葉を思い浮かべてイメージします

「ひらめ」「ひまわり」「ひとりっ子」「日傘」「飛行機」……

このとき「飛行機」「飛行機雲」「飛行場」など関連性のある単語は避け、ストーリーを作らないようにしてください

3　「ひ」から始まる言葉が思いつかなくなったら、2文字目「つ」から始まる言葉を思い浮かべてイメージします

「つつじ」「つくし」「月」「机」「積み木」……

4　同様に3文字目「じ」へ

「時間」「自由」「磁石」「地ビール」「辞書」……

5　最初の単語で眠れなければ、別の単語で同様に繰り返します

自分でコツがつかめなければ、言葉を読み上げてくれるYouTubeやスマホアプリもあります。「シャッフル睡眠法」で検索して、活用してみてください。

リラクゼーション音楽を聴く

音楽に意識を向けることで、思考が浮かんでこなくなるという方法もあります。最初は音楽を聴こうとするので効果を実感しにくいかもしれませんが、1週間ほどで慣れてきて眠れるようになるでしょう。

実践するときのポイントは、次のとおりです。

- **ゆったりしたメロディーを選ぶ**
  呼吸が音楽に同調してゆっくり落ち着いてきて、リラックスできます
- **歌詞がないこと**
  言葉があると意味を考えて思考が働くため、歌詞はないほうがよいでしょう
- **波の音や虫の音、川のせせらぎなど、自然音を含むとよい**
  自然音に含まれる「1／fゆらぎ」が、快適性や癒しを与えてくれます
- **音は小さめに流す**
  より意識が音楽に集中するため、雑念が浮かびにくくなります
- **60分タイマーで切れるようにする**

浅い睡眠になったときに脳に刺激を与えないよう、その前にオフに

リラクゼーション音楽は、雑音を打ち消すマスキング効果があります。

思考も一種の雑音です。屋外を走る車の音や、パートナーのいびきが気になる場合にも活用してみて下さい。

メロディーがなくても効果はあるので、「ホワイトノイズマシン」というスピーカー内蔵の小型マシンを枕元に置くのもよいでしょう。

音の聞こえ方の違いは、周波数によるものです。ホワイトノイズはテレビの砂の嵐のような「サー」という音。低い周波数から中程度の周波数、高い周波数まで、あらゆる周波数を同等に含んでいます。

ホワイトノイズ研究は約50年の歴史があり、入眠が早くなるという報告も多いことから、アメリカではさまざまなホワイトノイズマシンが販売されています。

入眠によいとされるノイズは、ほかにもあります。ピンクノイズは低周波の割合が多いのが特徴で、強い雨や風が吹くかのような「ザー」という音です。ホワイトノイズより落

ち着きがあります。

ブラウンノイズは低い周波数がピンクノイズより多く含まれ、川のせせらぎのような「ゴー」という深みのある音。ピンクノイズより、さらに柔らかい音質です。

それぞれのノイズは互いに混ざり合っているので、分類するのは難しいのが実状です。音は香りのように嗜好性《しこう》があるので、自分が心地よいと感じるものを選ぶとよいでしょう。

通常マシンには、波の音、川のせせらぎ、風の音、雨音、雷、小鳥のさえずり、虫の鳴き声、オルゴールなど、ホワイトノイズ以外の音源も入っていて、自分の好みを見つけられます。もちろんタイマー付きです。

販売している実店舗を見つけるのは難しいかもしれませんが、ネット通販で3000〜5000円で購入できます。スマホのアプリやYouTubeにさまざまな音源がありますので、それらを活用するのもよいと思います。

目には目を、騒音には騒音を。頭の中の思考という騒音に別のノイズを重ねると、いつの間にか雑念が消えて眠ってしまいます。

★思考を鎮めるメソッドを試してみましょう。

12 眠れなくても寝床にいる

「眠れなくても、横になっているだけで休息になる」

そう思って、我慢しながら寝床で過ごしていませんか？

この行動が、不眠を悪化させてしまいます。

「寝床＝眠れない場所」と脳に条件づけられてしまい、寝床を見るだけで不安や緊張が高まってしまうからです。

犬にベルを鳴らして餌を与え続けると、ベルを鳴らしただけで、犬が唾液を分泌するようになる「パブロフの犬」という有名な実験があります。この条件反射が、不眠でも起こっているのです。

ショックな出来事によって、眠れなくなることは、誰にでもあります。通常は数日で眠れるようになっていきますが、不眠による辛い体験によって、眠れないこと自体を恐れる人が少なくありません。

そういう人は「電車の中やリビングのソファなら眠れるけど、寝室では眠れない」と訴えます。寝床を見ただけで「今日も眠れなかったらどうしよう」という恐怖心が、反射的に出てくるからです。

「寝床＝眠れない場所」から「寝床＝眠る場所」に脳のシナプスをつなぎ変えていく必要があります。そのためには、**寝床で眠れない時間を短くすることがポイント**になります。

寝床には、眠くなってから入りましょう。

もし15分くらい経っても眠れず、不安や焦りがでてきたら、いったん寝室から出てください。そのとき、時計は見ないこと。84から89ページで紹介している筋弛緩法などを行い、眠くなったら寝床に入るようにします。

また眠れなかったら、寝室から出ることを繰り返してみてください。

最初は、寝床と別室を行き来することが辛く感じると思います。でも大丈夫。次第にその回数は減っていくので、安心して取り組んでみてください。

最終的には「寝床に入ったら自動的に眠くなる」状態が目標です。

睡眠効率を85%以上にする

寝床にいる時間（床上時間）に対して、**実際に眠っている時間の割合を「睡眠効率」と**

いいます。

これを85％以上にすることが大切です。眠っている時間は正確でなくても、ご自身の感覚で結構です。寝つくのに1時間、途中で目覚めた合計が30分くらい、と計算していきます。

例えば、床上時間が7時間で、眠っている時間が6時間の場合、睡眠効率は86％。ぎりぎり合格ラインです。

もし、眠っている時間が6時間を切っていたら、床上時間を短くしましょう。最低5時間を目安に、あえて寝不足状態にするのです。すると睡眠が深くなって中途覚醒が減り、睡眠効率が上がります。

実際に眠っている時間は自分でコントロールできないので、床上時間を変えて眠っている時間をコントロールするのです。

こうして寝床で眠れる時間が増えていくと、「寝床＝眠る場所」と脳が認識し、だんだんと寝つきがよくなっていきます。睡眠効率が85％を超えたら、床上時間を少しずつ伸ばしてＯＫ。

寝床は眠ること以外に使わないようにして、睡眠だけに集中しましょう。

★睡眠効率を上げて「寝床＝眠る場所」にしましょう。

13 寝床でスマホやテレビを見ている

シニア世代で、寝床スマホをしている人は少ないと思いますので、なぜよくないのか簡単に説明します。

寝床でスマートフォンを見ると、光の刺激で体内時計が後ろにずれ、なかなか眠くなりません。ＳＮＳやゲームは脳を興奮させるので、寝入っても脳は過活動状態のまま。これでは、深い睡眠が得られません。

また、寝床がスマホを見る場所だと脳内で条件づけられてしまうことも、不眠につながってしまいます。

寝床スマホは避け、睡眠と関係ないものは置かないこと。テレビも寝床に入ってからは見ないほうがよいでしょう。

寝室は睡眠に集中できる場所にすることが大切です。

★睡眠に関係ないものは寝床に置かない。

快眠を妨げる睡眠環境

14 体に合わない枕を使っている

「朝起きると首や肩が凝っている……」

「寝ても疲れがとれない……」

それは枕が合っていないことが原因かもしれません。

枕を選ぶときは、立っているときの姿勢を寝ているときにも再現できることが大切です。

つまり、**寝ている状態をそのまま起こしたとしたら、立っている状態と同じ。それが寝るときに一番楽な姿勢ということになります。**

次に枕の構造。

一つの袋に中材が詰まった一般的な枕の場合、枕の中央が高くて首の支えがありません。

そのため頭が前に傾き、気道が圧迫されてイビキをかきやすく、呼吸が浅くなります。首の後ろの筋肉が引っ張られるので、肩こりにもつながってしまいます。

また、喉元が詰まって首にシワが入ったり、二重アゴ、ほうれい線にも影響するので、美容的にも避けたいところ。

一方、枕を使わないと頭部が心臓より下がってしまうので、睡眠が浅くなったり、顔のむくみにもつながってしまいます。

枕に頭を乗せたときに、枕の形や高さが、立っているときの姿勢を保てているかチェックしましょう。

〈枕選びのポイント〉

1 仰向けで、立っているときの姿勢になっている
- 枕の頸部より後頭部が少し低く、頭のおさまりがよい
- 高すぎず、低すぎず、呼吸が楽にできる

2 横向きになって、頭、首、背骨が真っすぐ
- 枕の中央が仰向け用に低め、枕の両サイドが横向き用に高めになっている
- 横向きになったとき、肩の圧迫感がない

3 寝返りしやすい

・仰向けで軽く膝を立て、左右にゴロンと寝返りしたときに動きやすい

4　枕の感触が好み

・寝たときに「心地いい」と感じる硬さ、柔らかさ

・暑がりの人は通気性のよい素材、アレルギーの人は洗える素材など考慮する

基本的な枕選びは、仰向け中心に選びます。

健康な成人の場合、一晩に20〜30回の寝返りをしており、腰を中心に左右にゴロンゴロンと動きます。

その途中で必ず仰向けになるので、まずは仰向けで合わせましょう。

次に、横向きも楽にできるかどうかを確認し、横向きが低すぎる場合は全体の高さを少し上げて、ちょうどよいバランスを探っていきます。

なお、使っているマットレスの硬さは、枕の高さに影響します。マットレスが柔らかいと体全体が沈むので、硬めのマットレスでちょうどよい枕では、高すぎてしまいます。

お店でアドバイスを受けるときには、マットレスの硬さにも配慮してくれているか確認してください。

最近では、枕の高さを調整するシートが入った枕や、中材を出し入れして高さを調整できる枕も販売されています。通販で購入する場合には、そのように調整できるものを選ぶとよいでしょう。

体に合う枕は、意外と低めです。全身の力が抜けて、枕をしているかどうか分からないくらい、体と一体感があれば合っています。寝返りをしても中材が偏らず形が崩れない枕なら、途中で目覚めにくくなるはず。

自分に合う枕で、眠りの質を高めていきましょう。

いびきがひどい場合は、仰向けにならないようにする

仰向けで快適に眠れるのは健康な証拠ですが、いびきがひどい場合は仰向けは避けたほうがいい姿勢です。仰向けは舌のつけ根が喉に落ち込み、気道を塞ぎやすいからです。

横向きで寝る場合の枕は、肩が圧迫されない高さにしましょう。

さらに耳が圧迫されても痛くならない弾力がある素材を選ぶとよいでしょう。抱き枕も合わせて使うと体圧が分散されるので、長時間同じ姿勢でも眠りやすくなります。

うつ伏せは、呼吸がしやすくリラックスできる姿勢ですが、首がねじれるので首に負担がかかります。片方の足を曲げたり、クッションをいくつか使って、楽なポジションを見つけてください。

入眠に役立つ抱き枕

抱き枕は、淋しい人が使うものではありません。横向きで入眠する人には最適な機能があるのです。

横向きの姿勢で抱き枕に腕を乗せると、肩回りがゆるんで脱力しやすくなり、スムーズな入眠につながります。

片腕の重さは体重の約８％といわれており、体重60キロの人なら、片腕だけで４・８キロにもなります。５キロのお米と同じ重さの腕を抱き枕が支えてくれるわけです。肩回りの緊張がほぐれてリラックスできるのは、納得ではないでしょうか。

また、腕の重みで胸が圧迫されるのを防ぐこともでき、呼吸がしやすくなります。体が硬くなってくるシニア世代にとっては最適。「抱き枕があると、こんなに快適なのか！」と感激すると思います。

私も、自分自身でこだわって開発した抱き枕を使っています。

50代になって横向きで寝る時間が長くなり、抱き枕を使おうと思って探しましたが、欲しい機能を満たすものが市販されていませんでした。そこで、自分専用に腕を乗せる部分は高めに、足を挟む部分は薄く、長さは120センチに設計しました。

足を挟む部分が薄いのは、足を挟む部分が厚いと骨盤が開いてしまうからです。「快眠セラピストが考えた抱きまくら」（昭和西川）という名称で販売されています。

抱き枕は短いと足が挟めないので、長さは120センチ以上必要です。大柄な人だと140センチくらいあったほうがよいと思います。

ただし大きすぎると寝床で場所をとるので、自分にとって適切な大きさを選ぶ必要があります。**身長170センチ以下なら、抱き枕の長さは120センチでよいでしょう。**

通常、抱き枕は寝初めに入眠しやすくするために、普通の枕にプラスして使うもの。一晩中抱いている必要はありません。朝起きると、ベッドから落ちているのは、正しい使い方です。

頭を乗せる部分がついている大きな抱き枕もありますが、寝返りができないので、よく考えて選んでください。

★呼吸しやすくリラックスできる枕を選びましょう。

15 体に合わないマットレスを使っている

私は以前、寝具メーカーの研究開発部長をしていたので、寝具の相談を受けることがよくあります。

実は枕以上に難しいのは、マットレス・敷き布団なのです。

見た目に違いが分かりにくいうえ、ひんぱんに買い替えるものではないということもあるのかもしれません。人々の知識も少なく、ネットの口コミや、お店の人に勧められるままに選んでいる人が多いのではないでしょうか。

〈チェックポイント〉自分に合う枕と一緒に、マットレスを確認しましょう

1　仰向けでお尻が沈まないこと。沈んでいたら柔らかすぎです
2　仰向けで腰が浮かないこと。浮いたら硬すぎです
3　横向きで肩や腰の圧迫感がないこと

4　寝返りしやすいこと

5　好みの感触でリラックスできること

最近は、高反発や低反発、高弾性などさまざまな寝具がありますが、反発力や硬さに共通の指標がないため、メーカーによって寝心地が異なります。実際に横になって試してみるのが一番です。

注意したいのは、マットレスを選ぶときは枕も一緒に合わせること。

枕の高さによって、お尻の沈み方が変わるからです。

枕なしで柔らかいマットレスに寝たときに快適だと感じても、枕をすると臀部《でんぶ》が沈み込むことがあります。

マットレスが硬ければ臀部は沈みませんが、硬すぎると腰が浮いて隙間ができるため、浮いている筋肉が緊張して脱力できません。

体がこわばっていると血行がわるくなり、睡眠が浅くなります。マットレスの表面はある程度柔らかく、土台はしっかりしている構造だと、体圧分散しながら正しい寝姿勢を保ちやすくなります。

マットレスは大きく分けて、土台となるコイルまたはウレタンなどを使った下層部分と、上層のクッション部分を組み合わせて、一つの製品にしています。このうち上層の劣化（へたり）が早いので、そこだけ取り換えられるような商品があればよいのですが、今のところほぼ見受けられません。

上層がへたったら、全部取り換えないといけないのです。

おすすめは、2つに分けて考え、それぞれを購入することです。具体的には、コイルがしっかりしていてクッション層が薄い、厚さ15～20センチ程度の「硬めのマットレス」を土台用として購入します。クッション層が薄くてコイルが丈夫なら、へたりにくいからです。

通常のマットレスの耐久年数は7～10年程度ですが、この「硬めのマットレス」は20～30年使うことを前提として選びます。

厚み5センチくらいのマットレストッパーをクッション層用として購入し、上に重ねて使います。トッパーは「マットレスパッド」「オーバーレイマットレス」とも呼ばれ、ウレタンやファイバー素材、ラテックスなど、さまざまな種類のものが販売されています。

このトッパーがへたってきたり、好みが合わなくなったら、そこだけ買い替えればよいのです。二つを重ねた寝心地をイメージするのは難しいかもしれませんが、一つの方法として知っておいてください。

敷布団を選ぶとき、軽いものはへたりが早いことも覚えておいてください。

重い敷布団は上げ下げが大変なので、軽いものを選びたくなりますが、「軽い＝素材の密度が低い」ということなので、潰れやすいのです。ある程度重みがあり、しっかりとした素材の敷き布団を選びましょう。

それでもやっぱり布団の上げ下げが大変という方は、和式用のウレタンマットレスや羊毛の敷布団などを2〜3枚重ねれば、1枚当たりの重さを軽減しながら、快適な寝床をつくることができます。

お店で試すときには、パジャマに近い楽な服装で出かけること。着衣で感触がかなり違ってきますので、気をつけたいところです。

襟やフードがあると感触が分かりにくいので、首元がスッキリした服装がおすすめです。しっかり試すと2〜3時間かかるので、時間に余裕をもってお出かけください。

シニア世代にはベッドがおすすめ

敷き布団が劣化してきて買い替えを検討したとき、ベッドにしようか迷ったことはありませんか？

ベッドのよさは、まず寝起きがしやすいことです。

就寝時に横たわるときも、起床時に起き上がるときにも、体への負荷が少なくてすみます。とくに床から起き上がる布団に比べて、ベッドは体を起こして足を下ろせば簡単に立ち上がることができます。腰や膝に不調がある場合は、よりベッドのよさを享受できると思います。

ベッドには、ホコリの影響を受けにくいというよさもあります。

ホコリは床上30センチに溜まりやすいため、布団で寝ているとホコリを吸い込みやすいのです。

寝室にはタンスやクローゼットがあり、着替えるときに衣類がこすれて繊維くずが出ます。寝ている間の寝返りで、寝具からも細かいホコリが出続けます。寝室にテレビが置いてある人は、画面にホコリがつきやすいと感じているのではないでしょうか。

通常ベッドは40センチ以上の高さがあるため、ホコリを吸い込む量を減らすことができます。

布団の上げ下ろしをする手間がないことも大きなメリットです。毎日、重い布団を上げ下ろしするのは、時間も体力も必要でけっこうな負担になります。

東京ガス都市生活研究所が3年ごとに行っている調査では、ベッド派は1990年に25・6％でしたが、2020年には55・3％にまで増えました。30年間増加し続けています。

別の調査では、ベッドから布団に移行したい人はほとんどいないのに対して、布団からベッドに移行したい人は半数近くにのぼることが分かりました。やはりベッドのメリットのほうが大きいといえるのではないでしょうか。

もちろんベッドのデメリットもあります。一番は場所をとることです。

布団は押し入れにしまえば、寝室以外の用途にも使えますが、ベッドはそれができません。また、大きいので処分するときに手間がかかります。

これらのデメリットを差し引いても、ベッドにするメリットがデメリットを上回っていると思います。

ベッドを斜めにすると健康になる!?

ベッド傾斜療法（Inclined Bed Therapy）という健康法が、イギリスで注目を集めています。ベッドの頭側を足元より15センチ高くして、5度の傾斜をつけるだけ。ブロックやレンガ、材木などを、ベッドの頭側の脚の下に入れれば完成です。

たったこれだけで血液とリンパ液の循環がスムーズになり、呼吸もしやすくなることから、**不眠や睡眠時無呼吸症候群、頻尿、逆流性食道炎、循環器系疾患、呼吸器系疾患、糖尿病、アルツハイマー病、パーキンソン病、静脈瘤、不整脈、偏頭痛、足の浮腫《ふしゅ》など、さまざまな疾患が改善する**といいます。

これを知って、私は10年ほど前に『古代エジプト展』で見た、斜めになったベッドを思い出しました。ちょうど同じくらいの傾斜がついたベッドが、展示されていたのです。

そのときは、古代エジプト人は外敵に襲われたときすぐに対処できるように、斜めに寝ていたのだと思っていました。つまり、熟睡できないようにしていると考えたのです。

あの傾斜ベッドの謎が解け、まったくの誤解ということが分かり、気持ちがスッキリしました。

古代エジプト人の知恵のすごさに感動して、がぜん興味が湧きました。わが家にあるベッドの1台に、レンガを敷いて実験してみたのです。

ベッド全体に5度の傾斜がついていると、かなり斜めに見えました。

体がずり落ちるのではないかと心配でしたが、実際に寝てみると違和感はありません。通常は慣れるのに2週間ほどかかるそうですが、私は日ごろから電動リクライニングベッドを使って上体を6度斜めにして寝ていたので、初日からぐっすり眠れました。

上体だけ斜めになるのと、体全体が斜めになるのでは効果が違うとのことだったので2週間試しましたが、あまり違いを感じませんでした。

劇的な変化を期待していたので残念でしたが、私には不眠や無呼吸など、ベッド傾斜法で改善されるといわれる疾患がないので当然の結果だったのかもしれません。

逆に、体が一番自然な状態を察知するセンサーがしっかり働いて、電動ベッドを6度に設定していた自分に感心しました。


私が電動ベッドに変えたきっかけは、50代でひどい腰痛になったからです。

上体を少し起こすと骨盤にかかる力をゆるめることができて、腰の痛みが改善しました。

それだけではなく、横隔膜が下がって呼吸がしやすくなったり、横向き寝のときの肩の圧迫感が軽減されました。

電動ベッドというと、病院で使うもの、介護で使うものというイメージがあるかもしれませんが、誰が使っても快適です。とくに体力や筋力が落ちてくるシニア世代にはおすすめです。

★マットレスの下層は硬く上層は柔らかい、ベストバランスを見つけましょう。

16 寝室に外光が入ってくる

起きたい時刻のずいぶん前から外光がさして、早朝覚醒で困っている。

そのような場合は、遮光カーテンを使いましょう。

遮光カーテンは等級によって、光の透け具合が違います。1級は完全遮光で、人の顔が認識できないレベル。ホテルに使われているのは1級です。2級は人の表情が分かる程度。3級はさらに光を通します。

1級遮光は、夜勤などで昼間に睡眠をとる人に適しています。

街灯の光が部屋に入る場合は2級を、照明を落としても街灯の光が入らなければ3級を選ぶとよいでしょう。

しっかり遮光されているとぐっすり眠れますが、朝の目覚めはわるくなります。まぶた越しの光を脳は感知するので、暗いままだと朝になったことを感じ取れないからです。

一番簡単な解決策は、遮光カーテンの隙間を少し開けておくことです。

光に敏感でしっかり遮光したいけれど、朝の目覚めもよくしたい場合には、「目覚ましライト」を活用しましょう。

セットした起床時刻の少し前から、徐々にライトが明るくなっていくので、太陽が昇っていくような自然な感覚で目覚めることができます。

私が使っているのは「目覚ましカーテン」です。タバコの箱くらいの大きさの器具をカーテンレールに取り付けて、スマホの専用アプリで操作します。設定した時刻に器具が動いて、カーテンが自動で開閉するという仕組みです。

私は2級遮光カーテンを使用していて、起きたい時刻の10分前にカーテンが開くように設定しています。光が差して軽く覚醒したあとに目覚ましが鳴るので、気持ちよく起床することができます。

使ってみて想像以上に便利だったのは、自動で閉まること。日が沈んだら寝室のカーテンを閉めにいくという手間が省《はぶ》けて助かっています。

機能つきカーテンの種類は、遮光以外にもあります。

夏の西日を遮《さえぎ》りたい場合は「遮熱カーテン」、冬に寝室が冷える場合は「保温カーテン」、外の騒音が気になる場合は「防音カーテン」など、種類やデザインもさまざまです。

寝室の方角やライフスタイルに合わせて、上手に選んでみてください。

★遮光カーテンを少し開けて、朝日を取り入れる工夫をしましょう。

17 ペットと一緒に寝ている

3世帯に1世帯はペットを飼っているといわれる昨今、「ペットと一緒に寝ると癒される」という人も多いのではないでしょうか。

確かに大好きなペットを撫でていると安心感が得られて、入眠はスムーズになるかもしれません。

でも、睡眠の質は、確実に下がってしまいます。

私は猫を飼っていますが、なぜか足の間に入って寝ようとします。ちょうどいい窪《くぼ》みが猫にとって安心できるのかもしれませんが、私は動くことができません。わきや枕元に寝ている場合でも、猫がいるほうへ寝返りしないように、無意識ながらも動きが抑制されてしまいます。

このままだと睡眠が浅くなるだけでなく、腰の具合が悪くなりそうだったので、猫に構わずに「えいっ」と寝返りをしていたら、そのうちに猫は寄ってこなくなりました。

睡眠中の寝返りには、血液やリンパ液の流れをよくして体の疲れをとる、布団の中の温湿度を調整して体温をコントロールするなど、睡眠の質を高める重要な役割があります。

自由に寝返りができるように、一人一台のベッドで寝るのが快眠の基本。

ペットだけでなく、パートナーとも寝床を分けたほうが熟睡できます。

飼い主がぐっすり眠って健康であることが、ペットにとっても一番大切なことです。

ペットにも快適な寝床を用意して、眠るとき以外の時間に十分触れ合うのが望ましいのですが、こんなケースもありました。

中途覚醒が多く、熟睡できないとお悩みの60代女性から相談を受けたときのことです。

お酒やタバコ、カフェインなど、中途覚醒の原因になりそうなことはしていなかったので、睡眠環境がよくないと思い、詳しくヒアリングしていきました。

すると、シングルベッドで3匹の猫に囲まれて寝ていることが分かりました。枕元と足の間、体の横に猫がいるそうです。

「それでは寝返りができないので、睡眠が浅くなるのも当然です」

寝返りの役割を説明し、「猫が寝室に入ってこないようにドアを閉めて寝てください」

と伝えたら、

「それはできません」

と即答されました。私も猫を飼っているので気持ちは分かります。

「では、大きいベッドに変えるか、ベッドの横にベンチ型の細長い椅子を置いて、スペースに余裕をもたせてはいかがですか」

そうアドバイスをすると、今度は納得してもらうことができました。

ペットとの関係も、いいさじ加減を見つけることが大切です。

★人とペットにとって快適な寝床を用意しましょう。

第三章

夏と冬、季節に適した眠り方

特に悩みが増える夏と冬の過ごし方

春・夏・秋・冬、四季のある日本の気候は、眠りを困難にしています。

夏は熱帯夜、冬は降雪。

それぞれの季節に合わせて、パジャマを変えたり、寝具を変えたり……。

厳しい環境は、眠るというただそれだけの行為をより難しいものにし、私たちを大いに悩ませます。

春と秋は、気温、湿度ともに快適ではありますが、スギ花粉は国民病になっていて花粉症の方にとっては、春がもっともつらい季節になっているのかもしれません。睡眠不足になるとアレルギー症状が悪化するので、十分な睡眠をとるように心がけましょう。

この章では、とくに悩みが増える夏と冬の眠り方を解説していきます。

熱帯夜の睡眠法——室温は28℃以下に

「暑ければ薄着になって扇風機で乗り切ればいい」

これは今ほど暑くなかった、昭和時代のマインドです。

温暖化の影響で熱帯夜が増えた今、夜間熱中症で搬送される人が増えています。令和時代は冷房を使うことを前提にして、睡眠環境を整えることが大切です。

蒸し暑いと眠れない理由

深く眠るためには、深部体温を下げる必要があります。

深部体温とは、内臓や脳などの体内部の温度のこと。最大約２℃ある深部体温と皮膚温の差が縮めば縮むほど、眠気が強くなります。

皮膚表面から汗をかいて、熱を逃がして深部体温を下げますが、部屋が蒸し暑いと汗が蒸発しにくいので、体の内側に熱がこもります。つまり、深部体温が下がらないから眠れないのです。

深部体温を下げたいからといって、内臓が冷たくなるほど冷やす必要はありません。冷たい飲み物で冷やそうとは思わないでください。血行がわるくなったり、代謝が低下して、かえって睡眠の質を低下させます。

室温や湿度、寝具などを調整して体温をコントロールすることが、熱帯夜に快適な睡眠をとるポイントです。

除湿でなく冷房を

体が冷えることを嫌ってエアコンの「除湿モード」を使う人がいますが、「除湿モード」は湿度がそれほど高くないけれど湿度が高いときに使うもの。

つまり、梅雨時です。

「冷房モード」は湿度が下がるのはもちろん、実は湿度は「除湿モード」よりも下がります。湿度が下がれば汗が蒸発しやすくなるので、熟睡に必要な深部体温の低下がスムーズになります。

冷えない除湿として人気がある「再熱除湿モード」は、冷房運転でしっかり除湿しつつ、部分的に暖房運転を行うことで室温低下を防ぐという仕組みになっています。

電気代が高くなってしまうので、金銭的にも夏は「冷房モード」を使うのが正解です。

冷房の温度は何度にするべきか

一番重要なのは、寝ている場所の温度が28℃を超えないように、枕元に温度計を置いて確認することです。

29℃まではギリギリ眠れる温度ですが、熱中症リスクを考えると、28℃以下に保つほうがよいでしょう。

「枕元に温度計を置いて」としたのは、リモコンの設定温度と寝ている場所の実際の温度は、一致しないことが多いからです。

私の寝室の場合、設定温度が30℃のとき、枕元の温度は約28℃になります。


熱帯夜は、朝まで冷房をつけっぱなしにするのもポイントです。

冷房がタイマーで切れると、壁や天井にこもった輻射熱《ふくしゃねつ》で室内の温度が上昇し、中途覚醒が増えてしまうからです。

28℃以下で自分が快適なら、室温は何度でも構いません。

例えば、ものすごく暑がりで室温は23℃。半袖半ズボンとタオルケットで快適ならば、それでもOK。キンキンに冷やして冬布団を掛けて寝るのが快適ならば、それもまたOK。

一番よくないのは、冷房が苦手だからと薄着になって扇風機だけでしのごうとしたり、冷房をタイマーで切れるようにすること。

暑くなって目が覚めて、睡眠の質を落としたり、熱中症になるリスクが高くなってしまいます。

冷房が苦手な人は体を冷やさない工夫を

「冷房をつけっぱなしにすると体がだるくなる」と冷房を敬遠する人がいますが、その原因は、冷房ではなく「寝冷え」にあります。

冷房を使いながら体を冷やさないようにすると、熱帯夜でも朝まで快適に眠ることができます。

まずパジャマを長袖・長ズボンにして、冷気が体に直接あたらないようにしましょう。寒がりの人は、肌着や腹巻、レッグウォーマーなども着用してください。上着は半袖のほうが快適なら、それで構いません。

着衣で体に冷気があたりにくい状態をつくり、タオルケットや肌掛け布団をかけて、ちょうどいい温度に冷房を設定します。

人によって快適な温度には差がありますし、**使う寝具やパジャマの保温性によっても変わりますが、26〜28℃が目安。これは省エネに配慮しつつ、多くの人が快適に眠れる温度です。**

しっかり着ると身体周りの空間の温度が安定するので、寝冷えを防ぎ、朝までぐっすり眠れます。上掛けをタオルケットにして28℃、肌掛け布団で26℃など、いろいろ試してみてベストな組み合わせを見つけてください。

寝具とパジャマで節電対策

設定温度を高めにして節電したいと思う人も多いと思います。

これは、寝具とパジャマの工夫で対応できます。

寝具の中で、一番重要なのは「敷きパッド」。

マットレスに背中が密着すると、徐々に背中が蒸し暑くなって目が覚めるからです。夏は背中の湿度が80％を超えることもあり、熱と湿気を逃がす工夫が必要になります。通気性の高いファイバー素材や、硬めの敷きパッドを使うと体との間に隙間ができるので、室温が高めでも不快感が和らぎます。

さらに快適性を高めるために、敷きパッドの上に麻のシーツを掛けるのがおすすめです。麻は吸湿性がよいうえ、熱伝導率が高いので、ひんやりとした涼感が得られます。

また、横向きで寝ると背中がマットレスに密着しないので、蒸れにくく、中途覚醒を防ぐことができます。

このとき、抱き枕を使うと体圧が分散されるので、横向きで長時間眠れます。わきの下や膝の間にも隙間ができて通気性が確保されるうえ、胸部の圧迫が防げるので呼吸もスムーズになります。さらに肩回りや膝の圧迫が緩和されリラックスできるので、入眠もスムーズに。

使っていない布団を丸めてヒモで縛れば、抱き枕代わりになります。

パジャマは袖や裾、胸元がゆったり広がっていると放熱しやすくなります。私が愛用しているのは、自分でプロデュースした【快眠ラボ】のストレッチ性のあるガーゼパジャマです。

以前は冬のパジャマを着て26℃で寝ていましたが、節電が求められた昨年はこのパジャマで28℃にしていました。

寝具は高通気敷きパッドの上に麻のシーツを敷いて、綿毛布をかけて過ごしました。

夏でも湯船につかる

夏はシャワーですませがちですが、入浴したほうが体温のメリハリがついて、入眠しやすく、睡眠も深くなります。74から76ページで紹介した通りです。

シャワー派の人は、足湯をプラスしましょう。シャワーだけでは、あまり体が温まらないからです。

バケツを用意するのも手間でしょうから、浴槽に熱め（42～43℃）のお湯を10センチ以上、くるぶしの上までくるようにはり、その中でシャワーを浴びても構いません。

全身の血行が促進されて、入浴に近い温熱効果が得られます。

頭を冷やす

額か後頭部を冷やして、リラックス状態の「頭寒足熱」をつくりましょう。

足元が布団から出ている夏は、足と頭の温度差がつきにくいため、頭を冷やすのが効果的。

冷蔵庫で冷やした保冷剤を、ハンカチやタオルで包んで「ひんやり気持ちいい」程度に調整してみてください。熟睡に必要な脳の温度低下をサポートしてくれます。冷却枕を使うことで中途覚醒が減り、睡眠効率が高くなったという報告もあります。

アロマで体感温度を下げる

ペパーミントの精油は、体感温度を下げることで知られています。

28℃の水に手を入れたときの体感温度と、ペパーミントの香りを嗅いで32℃の水に手を入れたときの体感温度が、同レベルに感じられたという報告もあります。

つまり体感温度は4℃も低いということ。これを上手に活用しましょう。

ペパーミントは覚醒作用があるので、ラベンダーとブレンドするのがおすすめです。ペパーミントとラベンダーは、1対2くらいの割合でブレンドするのがよいでしょう。

冬にぐっすり眠るコツ――室温は18℃以上に

「部屋が寒ければ、布団をたくさん掛けて寝ればいい」

そう思っていませんか？

実はこれ、大きな間違いです。

たとえ室温は10℃であっても、寝具やパジャマを工夫して、寝床の中の温度を33℃程度に保てていれば、眠ることはできます。

でも、その温度差は20℃以上！

布団から出たときに血圧が急上昇し、ヒートショックを起こす危険性があるのです。

それだけではなく、冷たい空気を吸い続けることで、肺が冷えて機能低下を引き起こします。

とくに18℃未満は、深刻な健康被害が現れる温度。

脳卒中や心筋梗塞、肺炎、感染症などのリスクが高まることが報告されており、WHO（世界保健機関）が2018年に策定した「住宅と健康に関するガイドライン」では、一日を通して室温18℃以上を保つように強く勧告しています。

冬の死亡者は、寒い地域より温暖な地域のほうが多い

慶応義塾大学の伊香賀《いかが》研究室が、都道府県別に寒い季節の平均死亡者数を分析したところ、死亡増加率が低い順から、北海道、青森県、沖縄県、新潟県、秋田県となりました。沖縄県を除いて寒い地域、とくに最も寒いはずの北海道が最低でした。

死亡増加率が高い順では、栃木県、茨城県、山梨県、愛媛県、三重県と、比較的温暖な地域に。

冬の死亡者が多いのは、室内の寒さに原因があるとみられています。寒い地域ほど家の中を温かくする対策がとられているため、家の中が温かく保たれている北海道や東北は、冬の死亡増加率を低く抑えることができていると思われます。

国内で行われた調査で、深夜0時に18度未満の家に住む人は、温かい家に住む人より高血圧の発症リスクが6・7倍高くなることが分かりました。

また、温かい家では入眠までの時間が短く、深い睡眠が増加し、逆に寒い家では頻尿リスクが高まることも分かっています。

睡眠の質を高めるためには、寝室だけでなく家全体を暖かくすることが重要と報告されています。

とくに高齢者は寒さの影響を受けやすいので、注意が必要です。

過度な寒さには、人権侵害の意識を

先進国の中で寒さに関する法規制がないのは日本ぐらいで、イギリスでは寒い家に住んでいる人の保険料が高くなったり、18℃未満の賃貸住宅には改修命令が出るそうです。過度な寒さは人権侵害とみなされるのが、世界的スタンダードになってきています。

日本の住宅は驚くほど寒い家が多いのですが、ずっとこういう生活だったし、冬だから寒いのはあたり前だと思っていませんか。

居間のコタツで暖《だん》をとって厚着をしてしのぐ。

寝るときは掛け布団を何枚も掛けている。

そんなふうに対処していませんか。寝室が寒くても眠ることはできるので、かえって気づかないうちに健康を害している可能性が高いのです。

暖かい寝室で眠ることの重要性を認識して、ぜひ暖房をつけて眠ってください。

朝、部屋が寒くて布団から出るのが辛い人は要注意。掛け布団1～2枚で快適に感じる室温が、健康寿命を延ばすにはちょうどいいのです。

子どものころから「冬だから寒いのはあたり前」という環境で育っていると、その意識を変えることは難しいかもしれません。

でも、自分さえ我慢すればと律しながら過ごしてきたシニア世代のみなさんには、快適さを味わっていただきたいのです。

一晩中暖房をつけるとなると、電気代も気になると思います。

オイルヒーターは乾燥しにくく空気が汚れないメリットがありますが、電気代はエアコンの約3倍もかかります。

おすすめは、エアコンの暖房＋加湿器です。

エアコンを使うとどうしても室内が乾燥するので、加湿器を合わせて使うのがよいでしょう。加湿器がなければ、濡れタオルや洗濯物を寝室に干すことで代用してもよいと思います。

熱の出入りは〝窓〟

エアコンの暖房効率を高めるためには、窓の断熱対策を施《ほどこ》しましょう。冬に部屋の暖かい熱が外に逃げていく原因の約6割は窓にあるので、窓の断熱性を高めるだけで、室内の寒さはグンと和らぎます。

壁や屋根など家全体を断熱するのが理想的ですが、予算と手間を最小限に、一番効率よく断熱できるのは〝窓〟なのです。

最も手軽にできるのは、気泡緩衝材＝通称プチプチシートを窓全体（サッシにも）に貼ることです。動かない空気層が断熱性を高めてくれます。

厚手のカーテンを床下まで垂れるようにかけると、さらに断熱効果は高まります。動かない空気層が厚いほうが、しっかり断熱されるからです。ダブルで対策すれば、なおよいですね。

私は、一昨年までエアコンの暖房を20℃に設定して一晩中つけていましたが、今は使っていません。その理由は、ペアガラスの内窓を設置したからです。

内窓とは、既存の窓の内側に、もう一つ窓をつけて二重にすること。サッシ（窓枠）の素材も重要で、熱を通しにくいのは「樹脂」。

環境意識が高いヨーロッパでは樹脂や木製サッシが主流ですが、日本では約2割に過ぎません。日本はアルミが多いので、8年前に竣工《しゅんこう》した自宅マンションもアルミサッシでした。

真冬の最低室温は暖房を入れなくても16℃以上あったので、それほど寒くありませんでしたが、樹脂サッシの内窓の効果は想像以上でした。窓際で冷やされた空気が壁から床に伝わってくる「コールドドラフト現象」が大きく緩和され、足元がひんやりする不快感が激減しました。

樹脂とアルミでは、熱伝導率が１０００倍以上の差があるからです。

内窓を開けると、窓と窓の間にたまっているヒヤーッとした冷たい空気が、室内に流れ込んでくるのが分かります。

内窓のおかげで、これをシャットアウトできているのかと思うと、取り付けてよかったと心から思います。

多くの人に勧めたいのですが、かなり初期費用がかかります。窓の大きさや使用する窓の品質によって価格は変わりますが、1窓あたり数万円。全居室に取り付けると数十万円以上の金額になりますが、省エネリフォームの補助金制度を活用すると、負担が軽減されます。

2050年カーボンニュートラル実現に向けて、国は住宅の省エネ化を強く推進しています。「住宅省エネ2023キャンペーン」における高断熱窓の設置は、補助率2分の1相当、一戸当たりの上限200万円となっています。

生活ストレスが減り、光熱費が下がり、健康的に過ごせるので、投資効果は十分あると思います。

エネルギー使用量が減れば、地球温暖化にも貢献できます。毎年いろいろな補助金制度がありますので、お近くの工務店で相談してみてください。

ここまで踏み切れない場合は、中空ポリカーボネート樹脂を使って自分で手作りすれば、1窓あたり数千円で設置できます。YouTubeで「内窓　DIY」で検索して、作り方の参考にしてみてください。

私は最初、中空ポリカーボネートの内窓をネット通販でオーダーして、一番長く過ごしているワークスペースに設置し、内窓の効果を確認しました。これだけで、ずいぶん寒さが和らいで感動しました。その体験があったので、家全体に取り付ける行動に踏み出すことができたのです。

まず1か所、試しに内窓をつけてみてはいかがでしょうか。

ここまで熱心に紹介しているのは、抜群に快適性が高まったからにほかありません。よさそうだと思ってから実際に取り付けるまでに、5年かかりました。今、思うのは、「もっと早くやればよかった」ということです。

窓を断熱して、健康的な暮らしと睡眠を手に入れましょう。

保温性を高める冬の寝具選び

冬の寝具で最も重要なのは、敷きパッドです。

冷たい空気は床にたまるので、暖かい敷きパッドや毛布を使って、寝床内の熱が逃げないようにすることが大切です。敷布団の二枚重ねもよいでしょう。

手頃な価格で温かいのは、マイクロファイバーです。毛足が長いものを選ぶと、より保温性が高まります。

ただし、汗かきの人は、温まりすぎて蒸れが気になることもあるので、気をつけてください。**冬でも、睡眠中にはコップ1杯程度の汗をかく**からです。

ウールやキャメルなどの獣毛《じゅうもう》は、動物の体を快適な温湿度に保つための体毛なので、吸放湿性にすぐれていて蒸れにくいという特長があります。こちらも毛足が長いほど保温性が高まるので、好みや環境に合わせて選んでください。

電気毛布を使う場合は、事前にスイッチを入れて高温で寝床内を温めておきましょう。人肌くらいに温まっていると入眠しやすくなり、熟睡に必要な深部体温の低下もスムーズになります。

寝床内が温まりすぎると深部体温が上がって目が覚めてしまうので、就寝時にスイッチを切る、または設定温度を下げることで朝までぐっすり眠れます。

冷えが気になる場合は、まずは腹巻

手足が冷たくて眠れない……。

赤ちゃんが眠くなると、手足が温かくなる。

このことは、みなさんも経験的に知っていると思います。

手足がポカポカしてきたら深部の熱が手足の末梢血管から放出し、深部体温が下がり始めた合図です。

手足が冷たいと眠れないのは、血行がわるくて深部の熱がこもっている状態。

加齢によって筋肉が減ってくると、冷えを感じる人が増えてきます。

体が冷えていると血管が収縮して熱を逃さないようにするため、深部体温が下がらず熟睡できません。

適切な部位を温めて、全身の血行をよくしましょう。

まず温めたいのはお腹です。

「お腹を触るとひんやりする」

「起床時、脇の下よりもお腹のほうが冷たい」

内臓が冷えているために、手足まで血液が行き届いていない可能性があります。

そんな人は、腹巻でお腹を温めましょう。とくに下腹部が冷たい場合は、深部から冷えているので、厚手の腹巻がおすすめです。

内臓が温まると、夜中にトイレに起きることも少なくなります。冷えていると膀胱《ぼうこう》の筋肉が収縮し、尿をためる容量が少なくなったり、尿意を起こす神経を刺激して、トイレが近くなるからです。

冷え性の私は、40代から夜中にトイレで2回起きるようになりました。それがきっかけで腹巻をするようになったら、ほとんど起きなくなったのです。

頻尿で悩んでいる方は、ぜひ腹巻を試してみてください。

足先の冷えにはレッグウォーマー、寒い冬には背負いタオル

足先が冷える人は、レッグウォーマーをしましょう。

大きな筋肉がなく冷えやすい足首を温めることで、つま先まで血液が巡りやすくなります。ふくらはぎを温めると、こむら返りの予防にもなります。

こむら返りは、冷えによる血行不良や筋肉疲労が原因のことが多いからです。私はレッグウォーマーと腹巻を、1年中着用しています。

くつ下を履いて寝る場合は、ゆるゆるで締め付けがないものにしてください。温まってきたら簡単に脱げるくらいが、睡眠中にはちょうどいいのです。足先からの放熱を妨げないようにしましょう。

そして**冬は、タオルで背中を温めましょう。**名づけて「背負いタオル」。

寒いときにカイロを背中に貼るように、背骨付近は皮下組織が薄く、体が冷えやすい部位です。

また、睡眠中に寝返りをして横向きになったときに、冷気が入って冷えやすいのが背中です。

やり方は簡単で、フェイスタオルを肌着の内側に入れるだけ。肌着の首側からフェイスタオルを入れていき、タオルの上部は首元から外側に折り返して固定し、下部はパジャマのズボンの中に入れます。

この背負いタオルは鍼灸の先生から教わった方法ですが、あまりの快適さに肩紐がついた背当てを自作しました。

日中もハンドタオルを背中に当てているほど気に入っています。

背中だけでなく、ベストのように前側も温めたらいいのではと思った人もいるかもしれません。前側も温めると、温めすぎになってしまいのぼせる心配があります。背中だけだと動きやすいので寝返りの妨げにならないという利点もあるのです。

背中やお腹、首、足首など、要所を温めておけば、厚着をしなくても大丈夫です。

この話をしたら、年配の方から「背負い真綿」のことを教えてもらいました。ご存知の通り、真綿は蚕《かいこ》からとれる高級繊維。保温性にすぐれ、吸放湿性がよく、蒸れにくい素材です。

背負い真綿は薄く広げて重ねた真綿を背中の形に整えて、肌着とセーターなどの間に入れて使います。昔は、冬の着物に背負い真綿を入れて、防寒していたそうです。まさに天然のカイロですね。

NHKの情報番組で背負いタオルを私が紹介したときに、一緒に出演していた三遊亭円楽さんが**「なぎそねこ」**を愛用していると教えてくださいました。

長野県の南木曽町《なぎそまち》に昔から伝わる**背中を温める防寒着**で、後身頃《うしろみごろ》だけの半纏《はんてん》です。肩紐がついていて、そこに腕を通して着用します。

その情報番組は、円楽さんが2018年に肺がんの手術をされた直後の放送だったのですが、「背中があったかくて、とっても気持ちいいんだよねー」と、お気に入りの様子が伝わってきました。円楽さんは、収録の休憩中にも気軽に話しかけてくださいました。明るくオープンな人柄に感動したことを、今でもありありと思い出します。

冬は暖房と窓の断熱、温かい寝具、背中やお腹を温めて、朝までぐっすり眠りましょう。

第四章

睡眠習慣チェックであなたの眠りを知る

睡眠の質を上げる自分のさじ加減を見つけましょう

快眠のための睡眠習慣チェック

睡眠の質を確実に上げ、自分にとってちょうどよいさじ加減を見つけるためには、現状を把握する必要があります。ご自身の睡眠習慣をチェックしてみましょう。

直近10日間の行動習慣でチェックします。

守れた日数×10が点数になります。

ですから、各項目、満点は100点。守れなかった日が1日あるごとにマイナス10点。半分守れていれば50点。全く守れていなければ0点です。点数が高いほど、睡眠の質によい影響をもたらしていることになります。

参考までに、まずは私が回答してみます。

〈三橋の場合〉

1、太陽光を30分以上浴びる…………………………（70点）

2、運動や散歩を30分以上する……………………（60点）
3、毎朝決まった時間に起きる……………………（90点）
4、朝食をしっかり摂る……………………（90点）
5、昼寝は午後3時までに30分以内……………………（90点）
6、夕方以降に寝ない……………………（90点）
7、アルコールを控える……………………（100点）
8、タバコを控える……………………（100点）
9、カフェインを控える……………………（100点）
10、夕食は就寝3時間前までに摂る……………………（90点）
11、就寝1～2時間前に15分ほど入浴する……………………（80点）
12、体の柔軟性を保つ……………………（70点）
13、寝床で考え事しない……………………（90点）
14、寝床でスマホやテレビを見ない……………………（100点）
15、眠れなければ寝床から出る……………………（90点）
16、体に合った寝具を使っている……………………（100点）

17、寝室は静かで暗く、適温になっている…………（１００点）
18、ペットやパートナーに寝返りを制限されない……（１００点）

◎睡眠満足度………………………………………（80点）
◎日中の体調や気分………………………………（90点）

運動の点数は低めですが、睡眠満足度も日中の体調や気分もよいので、今のところ現状を維持する予定です。

私はときどき寝つきがわるくなることがありますが、眠れないことが苦痛ではないし、一過性のものなので、基本的に「寝床から出る」ことはしません。

ふだんは横向きで寝ていますが、うつぶせで寝ると入眠しやすくなることもあります。2時間以上眠れないときには、寝床から出て「筋弛緩法」をしています。

さて、みなさんはいかがでしょうか。各項目同じく、満点は１００点。半分守れていれば50点、全く守れていなければ0点です。

ただし、10か0で答えられない項目もあると思います。

たとえば、お酒の量がいつもより少ない日は5点、入浴の点数は76～78ページにならってつけるなど、各自でアレンジして結構です。寝具に関しては日々変わるものではないので、現状の寝具全体の点数をつけてみてください。

1、太陽光を30分以上浴びる……………………（　点）43～50ページ参照
2、運動や散歩を30分以上する…………………（　点）51～54ページ参照
3、毎朝決まった時間に起きる…………………（　点）54ページ参照
4、朝食をしっかり摂る…………………………（　点）56～58ページ参照
5、昼寝は午後3時までに30分以内……………（　点）27～30ページ参照
6、夕方以降に寝ない……………………………（　点）31～32ページ参照
7、アルコールを控える…………………………（　点）58～64ページ参照
8、タバコを控える………………………………（　点）64～66ページ参照
9、カフェインを控える…………………………（　点）67～70ページ参照
10、夕食は就寝3時間前までに摂る……………（　点）71～73ページ参照
11、就寝1～2時間前に15分ほど入浴する………（　点）74～82ページ参照

12、体の柔軟性を保つ…………………………（　点）84～89ページ参照
13、寝床の中で考え事しない…………………（　点）90～96ページ参照
14、寝床でスマホやテレビを見ない…………（　点）100ページ参照
15、眠れなければ寝床から出る………………（　点）97～99ページ参照
16、体に合った寝具を使っている……………（　点）101～115ページ参照
17、寝室は静かで暗く、適温になっている…（　点）115～117ページ参照
18、ペットやパートナーに寝返りを制限されない…（　点）117～119ページ参照

◎睡眠満足度…………………………………（　点）
◎日中の体調や気分…………………………（　点）

1～18で、点数がとくに低い項目がある場合には、点数の記入欄の下に表記されているページを再読し、ご自身の睡眠習慣の改善に取り組みましょう。

点数の低い項目があっても、「日中の体調や気分」「睡眠満足度」が高ければ、あまり気にしなくても大丈夫です。

睡眠の質を高める一日の過ごし方

次に、睡眠の質を高めるための一日の過ごし方を、朝起きたときから夜寝るまで時系列で紹介していきます。

あくまでもモデルケースですから、この通りにやる必要はありませんが、ご自身の生活に置き換えて、自由にアレンジしてみてください。

6時　起床

- カーテンと窓を開ける
- ベランダか窓辺で明るい光を目に入れて、親時計をリセット。深呼吸をしながら、1分くらい
- 日が昇っていない場合や雨の日は、部屋の照明を明るくつける

6時25分〜35分　テレビ体操（NHK Eテレ）または

6時30分〜40分　ラジオ体操（NHKラジオ第1放送）

・体力維持と毎日決まった時間に行う習慣で、体内時計を整える効果も

7時　朝食

・ご飯、味噌汁、焼き魚、煮物など。「まごわやさしい」とタンパク質をしっかり摂る。一日の中で一番重要な食事

・胃腸が動くことで、子時計が親時計に同調し、体内時計が整う

10時　散歩

・合計30分以上太陽光を浴びると、夜間のメラトニン分泌の準備になる（太陽は直視しないこと）

・胸をはって、姿勢よく歩きましょう

※極端な早寝早起きの場合は、午前中の光を避け、散歩は16時以降に

12時　昼食

・好きなものを適量食べる

・炭水化物の過剰摂取は、血糖値スパイクを起こして眠くなるので注意。野菜も摂る

※血糖値スパイクとは、食後の血糖値が急上昇と急降下を起こす状態。だるさ、眠気、頭痛などにつながる。血管にダメージを与え、動脈硬化、心筋梗塞、脳梗塞、糖尿病

などのリスクが高まる

14時〜14時30分　昼寝

- 昼寝の前にカフェインを摂る（カフェインの覚醒作用で寝起きがスッキリ）
- ソファに寄りかかった姿勢がよい（横たわると30分で起きにくいため）
- 目覚めたら、伸びをして光を浴びる

16時　買い物、軽い運動

- 体温が高い時間帯なので、活動的に過ごしてさらに体温を上げておくと、睡眠中の体温がしっかり下がり、熟睡につながる

18時30分　夕食

- 就寝までに消化を終えるように、食事量は少なめに
- 食物繊維を摂ると、血糖値が安定し、睡眠の質向上につながる
- 鍋料理など体温が上がる食事を摂ると、体温低下とともに眠気が起こる
- 夕食の時間からは照明の色を暖色にする

21時　入浴

- 40℃程度のお湯に15分くらいつかる

- 入浴前後は、水分補給を十分に
- 冬は浴室と脱衣所を温めて、ヒートショックを予防
- 就寝2時間前からは、照明をさらに暗めに

22時30分

- スマホ、パソコンはオフにして、ブルーライトを避ける
- 寝室の換気をして二酸化炭素濃度を下げると、質のよい睡眠につながる
- ストレッチや呼吸法、筋弛緩法で入眠準備

23時　就寝

- 寝床に入るのは、眠くなってから
- 寝る直前に、トイレに行く
- 寝室の温度は、18〜28℃、湿度50〜60％、豆電球も消して暗くする
- 寝つきがわるければ、カウントダウン法、シャッフル睡眠法を試したり、音楽に耳を澄ませる
- 夜間トイレに起きたときは、明るい光を浴びない（懐中電灯を使う）

第五章

シニア世代の眠りの悩みを解決するQ&A

こんなとき、あなたはどうします!?

Q1 雨の日に日の光を浴びられないときは、どうしたらいいですか？

部屋の照明を明るくつけ、デスクライトがあれば顔にあててみてください。太陽光には及びませんが、いくらかの効果はあります。このとき、光源が直接目にあたらないように気をつけてください。

一日や二日なら、いつも通りの生活でも差し支えありませんが、悪天候が何日も続くと睡眠の質が低下します。梅雨時に体がだるくなったり、やる気がなくなったり、夜の睡眠が浅くなるのは日照不足によるものです。

冬になるとニュースになる「冬季うつ」。「ウィンター・ブルー」とも呼ばれ、日本海側の雪国に多い疾患です。

冬は日照時間が短くなり、精神を安定させる脳内物質のセロトニンが減ってしまうため、気分の落ち込みや疲労感、集中力や意欲の低下が見られます。

通常のうつ病との違いは、食欲と眠気。

うつ病は、食欲がなくなって体重が減少し眠れなくなりますが、冬季うつは逆。食欲も体重も増加して、眠気が増します。甘いものが無性に食べたくなったり、できれば一日中寝ていたかったり……。やる気がでないときは要注意です。

実は、睡眠の知識がなかった20代のとき、私も同様の体験をしました。

イギリスへ移住したのが、ちょうどサマータイムが終わる頃だったのです。

日毎に日照時間が短くなり、冬至の夜明けは午前8時半頃。午後3時半には日が暮れます。しかもイギリスの冬は、毎日が曇り空。そこにアクシデントが続きました。

暖炉の煙突からカラスが落ちてきて、部屋の中をバッサバッサと飛び回ったり。その数週間後には、寒さで水道管が破裂して天井から水が流れ落ちてきたり。水浸しの廊下を拭きながら、何という場所に来てしまったのだろうと暗い気持ちになりました。

年が明けても憂うつな気分は続きましたが、3月になって水仙が咲き始め、日差しも強くなってきたら、気持ちが明るくなりました。

冬季うつは、春になって日照時間が長くなると、自然に治るのが特徴です。

あのときの気分の落ち込みは、ただ生活の変化に慣れていないだけだと思っていましたが、後に睡眠を学んで光の重要性を知ったとき、すべてが腑に落ちました。

寝たきりで光を浴びることが難しい場合には、高照度光療法で使用する照明器具を検討してみてください。

体内時計の調整やうつ病の治療で医療機関でも使われているのは「ブライトライトＭＥ＋」という製品で、価格は約４万円。目から数十センチの距離で５０００〜１万ルクスもの照度があり、広い発光面が特長のパネル型の照明です。日中の覚醒度を高め、夜の睡眠にもよい効果をもたらします。

Q2 夜寝たときと同じ姿勢で目覚めます。寝返りをするにはどうしたらいいですか？

健康な人は、一晩に20〜30回の寝返りをしますが、個人差もあります。そして、加齢とともに少なくなるのが一般的です。

寝返りは睡眠中のことなので自分でコントロールすることは難しく、できることとして

は、寝る前のストレッチです。

仰向けに寝転んで両腕を左右に伸ばして膝を立て、膝をゆっくり左右にパタンパタンと動かします。

体が硬いと寝返りをしにくいので、腰回りをゆるめましょう。

膝を抱えてゴロゴロする動きもおすすめです。

仰向けに寝転がって両手で両膝を抱え、背中を丸めます。前後に20〜30回ゆらゆらしましょう。「起き上がりこぼし」になったようなイメージです。

寝返りしやすい寝具を使うことも大切です。マットレスが柔らかすぎると寝返りに大きな力が必要になるので、寝返りが減ってしまいます。

枕も寝返りがスムーズにできるものを選びましょう。

私は30代のとき、自分の寝姿をビデオに撮って検証したことがありますが、確かに20〜30回の寝返りをしていました。

一晩の中で均等に動いているわけではなく、布団に入ってしばらくモゾモゾしたあと、深い睡眠に入ってパタッと動かなくなりました。その後しばらくしてゴロゴロ寝返りをし、またしばらく動かず、ゴロゴロ寝返りをして……。これを何回か繰り返して、朝を迎えました。

寝返りは、レム睡眠とノンレム睡眠が切り替わるタイミングで増えますが、それを自分の寝姿を見ながら確認できたことが面白かったです。今ならスマートウォッチやスマホのアプリでも確認できますが、実際に自分が動いている姿を見るのとでは納得感が違ってきます。

当時、私は枕の研究開発をしていて、枕の中央で仰向け・両サイドで横向きで快適に寝られる構造の枕を使っていました。

ビデオでも本当にそのように寝ていて、寝返りもスムーズにしている姿を見て、自分が作っている枕に自信が持てました。

50代になった現在は、30代と比べて寝返りの回数は減っています。頑張っても増えないし、仰向けでは寝られず、ほとんど横向きで寝ています。

仰向けで寝られない人は枕が高すぎて苦しいからだと思っていましたが、その限りではないことが身をもって分かりました。

自分が快適なことが一番です。

Q3 背中が曲がっているのですが、どのような枕を選べばいいですか？

若い人の猫背の場合は、ストレッチをして正した姿勢に合わせた高さの枕に変えていくようにアドバイスをしますが、シニア世代はその限りではありません。

体が硬くなっている場合は、その姿勢のまま横たわれるように、マットレスと体の間にできた隙間を埋めていきます。

具体的には、頭の下に高めの枕を使って、肩の下の隙間にバスタオルを丸めたものを入れるイメージです。実際に、80代の女性のアドバイスをしたときがそうでした。

知人に頼まれてお宅にうかがったところ、想像以上に背中が曲がっていて戸惑いました。一般的な枕のフィッティング理論が通用しなかったからです。

高めの枕の中素材を抜いて合わせようと思い、枕を1つ持参しましたが、彼女には低すぎました。

それまで彼女が使っていた枕はかなり高かったので、その枕を活かして、背中の下の隙

間をバスタオルで埋めていきました。仰向けに横たわったら、

「すごく楽だわ」

と言ってもらえて、胸を撫で下ろしました。寝返りはほとんどしないそうなので、これで完成です。

背中が曲がっていて横向きで寝る場合は、その姿勢で快適な枕を使ってください。硬い枕で横向きに長時間寝ていると耳が痛くなるので、そのことも配慮しながら枕を選んでみてください。

Q4 夜中に足がつってしまい激痛で眠れないことがあります

私もたまに起こりますが、この激痛は辛いですよね。

こむら返りの原因は、いろいろあります。

体が冷えて血行がわるくなったり、汗をかいてミネラルが失われたり、水分不足になったり、急に運動をして疲労物質がたまったときなどに、こむら返りは起こりやすくなります。

寝る前に少し水分補給をして、レッグウォーマーでふくらはぎを温めてください。

寒い冬だけでなく、夏にもこむら返りは起こりやすいのですが、それは薄着で寝ていることが原因です。半袖半ズボンでお腹にタオルケットを掛けているだけで、ふくらはぎが出ていませんか？　長ズボンで肌の露出を減らすことをおすすめします。

夏は、発汗量が多いので、ミネラル不足にもなりやすい季節。ミネラルの中でもマグネシウムは神経や筋肉の伝達に関係しているので、不足するとこむら返りが起きやすくなります。

マグネシウムが豊富な魚介類や海藻類を摂ったり、サプリメントやにがりでマグネシウムを補ってみてください。

湯船につかって体を温め、入浴後はふくらはぎをマッサージすることも効果的です。屈伸運動やふくらはぎを伸ばすストレッチも行いましょう。

こむら返りが起こってしまったら、足首を曲げて、足の指先を体のほうに向けてください。しばらくすると痛みが和らぎます。縮んで痙攣している筋肉を伸ばせばよいのです。

加齢によって筋肉が少なくなると、血行がわるくなりがちです。さらに疲労もたまりやすくなるため、シニア世代はこむら返りのリスクが高まります。

漢方薬の芍薬甘草湯《しゃくやくかんぞうとう》には、筋肉の収縮を抑える働きがあるので試してみるのもよいと思います。

そのほか、病気が原因で、こむら返りがみられることがあります。糖尿病、腎不全、肝硬変、下肢《かし》静脈瘤、椎間板ヘルニアなどです。改善されない場合は、医療機関を受診しましょう。

Q5 睡眠サプリメントを飲むと眠れるようになりますか？

ホットミルクから眠れるだけの成分を摂取するには、ドラム缶半分くらいの量が必要だと言いました。では、成分が凝縮されているサプリメントなら眠れるのでしょうか。

以前、日本睡眠学会の学術集会で、著名な研究者から睡眠サプリメントに関する発表がありました。その中で「睡眠薬に匹敵するほど効果が出ることがあり驚いた」と述べており、睡眠サプリメントに一定の効果があるのは間違いないでしょう。

ただし、睡眠に悪影響がある生活習慣はそのままに、サプリメントだけで効果を上げるのは難しいと思います。たとえば、夕食後に1時間うたた寝をしたら、サプリメントの効果は実感できないでしょう。2章で述べたことを実践しながら、プラスして摂るのがおすすめです。

〈睡眠改善効果が報告されている代表的な成分〉

【グリシン】……エビ、ウニ、ホタテなどに多く含まれる成分

末梢の血流を増加させることで、深部体温を下げる働きがあります。その結果、寝つきがよくなり、睡眠が深くなることが報告されています

【L—テアニン】……緑茶に含まれるリラックス成分

覚醒系の神経伝達物質の働きをブロックし、交感神経の働きを抑えることで寝つきがスムーズに。中途覚醒も減少し、安定した睡眠へと導きます

【GABA（ギャバ）】……血圧を下げて興奮を鎮め、リラックスをする効果があります。就寝前だけでなく、日中にGABAを摂取して一度ストレスをリセットすることで、夜の睡眠の質が高くなるという報告があります

【オキシピナタニン】……沖縄では古くから安眠効果があるといわれているクワンソウ（ユリ科）に含まれる成分

末梢血管を拡張させ、熱放散をスムーズにすることにより、睡眠の質改善が期待できます

【乳酸菌】……腸内環境の改善ほか、不安感、気分の落ち込み、精神的ストレスを緩和し、睡眠が深くなると報告されています

脳と腸がお互いに密接に影響しあう「脳腸相関」に着目した成分

【アスパラプロリン】……アスパラガスの茎の部分から抽出した成分

スッキリした目覚めをサポートし、就寝・起床時間のリズムを整えます

【バレリアン】……西洋では古くから不安神経症の治療にも用いられてきたハーブ

GABAの働きを強めることで、睡眠の質や寝起きの改善が期待できます

このようにさまざまな有効成分がありますが、効果を実感する人がいる一方で、「試したけれど効果を実感できなかった」という声も耳にします。

実はどれが自分によい効果をもたらすかは、いろいろ飲んで試してみるしかありません。

ヘルスフードを研究している農学博士の話では、サプリメントは薬ではないので万人に

作用するものはないそうです。

各人が遺伝的に持っているレセプター（受容体）の質と、何を食べたかで足りている成分と不足している成分が異なるために、サプリメントの反応性（効果）が変わってくるとのこと。いろいろ試してピタッとはまるものを摂ると、高い効果を実感するそうです。

また、単一成分の製品もあれば、いくつかの成分を混合している製品もあります。そして、成分の含有量や品質、飲みやすさも製品によって違います。含有量が多いほうがいいかといえば、一概にそうとも言えません。やはり試してみるしかないのです。

ほとんどの製品が、お試し用のミニサイズや、初回お試し価格の用意があります。１週間くらい続けて飲んでいったん止めると、その変化から効果を確認しやすいと思います。お試し用をいろいろ試していくことが、自分に合うサプリメントに出会う秘訣です。

Q6 寝ているときに口が開いてしまいます。よい解決策はありますか？

口呼吸の原因は、口や喉の筋力が弱いことや、鼻づまり、肥満や飲酒による気道の圧迫、枕が合わないことなどが考えられます。

実は、私も口腔内の手術をした後に、口呼吸になって困ったことがあります。喉がカラカラに乾いて目が覚めてしまうのです。

そのときに試したのは、**「絆創膏を縦4センチ幅1センチくらいの大きさに切り、ガーゼの部分が口の真ん中にあたるように縦に貼る」**という方法。**万が一、鼻呼吸ができなくなっても、口の両端は空気が通るので安心です。**

1か月くらいしたら、テープなしでも口が開かなくなりました。同様の効果を狙った口呼吸防止テープも市販されていて、ドラッグストアで購入できます。マスキングテープでも代用できますので、試してみてください。幅は10ミリくらいがよいでしょう。

枕の高さや形も大切です。

顎が上がると口が開いてしまうので、枕の頸部が極端に高く、後頭部が落ち込むものは避けましょう。

口の周りの筋力を鍛えるには、舌回し体操がおすすめです。

口を軽く閉じた状態で、外側の歯茎をなぞるようにゆっくり回します。

右回し、左回しを5セット以上、一日3回を目安に行いましょう。

口呼吸はデメリットしかありません。舌根が喉の奥のほうに落ち込んでしまうため、イビキをかきやすくなります。

汚れた空気やウイルスをそのまま身体に取り込むことになりますし、唾液の分泌量が減るので、むし歯、歯周病、口臭に影響がでます。

原因の対策と口閉じテープで、鼻呼吸を促しましょう。

Q7 ほぼ毎日夢を見ます。深く眠れていないのでしょうか？

夢は、誰もが毎晩見ています。夢の内容をすぐに忘れてしまう人が多いだけで、覚えているから眠りが浅いわけではありません。

昼間に元気なら、よい睡眠がとれていますので安心してください。

眠っている人を途中で起こして、夢を見ていたかどうか、どんな夢を見ていたかを調べた実験があります。その結果、レム睡眠中にはストーリー性のある鮮明な夢を見ていて、ノンレム睡眠中には記憶には残らない思考的な夢を見ていることが分かりました。

しかも睡眠中に見る夢は悪夢のほうが多いのです。

レム睡眠中には、脳の偏桃体《へんとうたい》という部位が活性化します。偏桃体は恐怖や不安といったマイナスの情動に深く関わっているので、嫌な夢を見やすくなります。

せっかくならいい夢を見たいところですが、残念ながらその確率は低いのです。

レム睡眠がくると強制的に起こして、夢をはく奪する実験では、精神的に不安定になってイライラしやすくなったそうです。

夢の内容はどうであれ、**夢は健康を維持するのに不可欠なものと考えられています。ネガティブな感情を夢で浄化しているのかもしれません。**

夢に関連した疾患で**「レム睡眠行動障害」**があります。

通常レム睡眠中は筋肉が弛緩していて、はっきりとした夢を見ても体が動かないようになっています。何らかの原因でその仕組みが機能せず、夢の内容をそのまま行動に起こしてしまう疾患です。

悪夢を見ているときに現れることが多く、大声で叫んだり、腕を振り回す、隣で寝ている人をたたくなど、暴力的な行動をとることが特徴です。

朝起きたら体にアザがある、部屋の中が散乱している場合などは、とくに注意が必要です。**薬物療法で治療できます**ので、睡眠外来がある専門病院を受診してください。

Q8 ペットが亡くなったショックで眠れなくなりました

家族同然の愛おしい存在であるペット。ペットが亡くなったときの喪失感は計り知れません。ショックで眠れなくなるのも当然です。

私も愛猫にがんが見つかって「余命3か月」と宣告されたときは、目の前が真っ暗になり、その日は眠れませんでした。

「飼い主がいつも通りでいることが、ペットの安心につながる」

という友人の言葉に励まされて、なんとか落ち着きを取り戻しました。

獣医さんには「施す術がない」と言われましたが、できる限りのことをしたいと思い、ホメオパシーという自然療法を試しました。

愛猫は、最初の1か月は病気を忘れるくらい、それまでと変わらず過ごしていました。ホメオパシー効果だと喜んでいましたが、次第に口腔内の腫瘍が大きくなり、食が細くなっていきました。体重が減り、一日のほとんどを寝て過ごす日々に。

奇跡の回復に目を見張ったこともありましたが、一進一退を繰り返しながら、4か月後に旅立ちました。

リビングで息を引き取る最期まで、力の限り生きようとしていた愛猫を見守りながら、「いのちを生ききった」と感じました。

死は悲しいことではなく、自然なこと、崇高なことだと思えたのです。

動物も人間も今生で終わりではなく、次の転生があることを私たちは認識し始めています。死は終わりではなく、新しい生の始まり。

そう思ったら、感謝しながら静かに見送ることができました。

ペットロスから立ち直れないときには、同じ体験をした人に話を聞いてもらうと、気持ちが軽くなると思います。写真を整理しながら記念のアルバムをつくると、心の整理にもなるでしょう。

少し元気がでてきたら、気分転換にハイキングへ行ったり、体を動かしてリフレッシュすることも心がけてみてください。

30分以上の日光浴を日課にすると、徐々に悲しみが癒されて、眠れるようになっていくと思います。急がなくても大丈夫です。少しずつ、元気を取り戻して、自分らしい人生を歩いていきましょう。

Q9 眠れないときに、寝床で本を読んでもいいですか？

本は、寝床から出て読みましょう。

寝床で本を読むと「寝床＝読書する場所」と脳に条件付けされてしまうからです。（97～99ページ参照）

リビングなど別の場所で読書し、眠くなったら寝床に入るようにしてください。

ワンルームの場合は、寝床の外で座って本を読みましょう。そのときの照明は、文字は読める範囲でできるだけ暗めにします。光刺激で脳を覚醒させないようにするためです。

そして、眠くなったら寝床に入るようにしましょう。

睡眠改善指導する場合は「寝床では眠ること以外しない」のが基本ルールですが、毎日寝床で読書をしている人で、睡眠にも日常生活にも困っていなければ、わざわざ習慣を変えなくてもよいと思います。完璧にやろうとして、ストレスが強くなるのは本末転倒です。シニア世代は、ご自身の「心地よさ」を大切にしてください。

読書習慣があること自体、素晴らしいことです。

一日30分の読書は、長寿につながることも分かってきているのです。米イェール大学の研究で、読書習慣がある人は、ない人と比べて2年も長生きすると報告されています。週に3時間半以上読書をする人は、全く読まない人よりも12年後の死亡率が23％低く、読書時間が3時間半に満たない場合でも17％低かったそうです。

新聞や雑誌を読む人も、読まない人に比べて死亡率は低かったのですが、本ほどの大きな違いは見られませんでした。

読書をすると気持ちが軽くなってストレスが解消されたり、新しい知識や観点を得て知的好奇心が満たされるなど、**健康維持によい効果**をもたらします。

集中力や記憶力も強化されるので、認知症予防にもつながります。

イギリスでは、精神疾患の患者に対して、「薬」ではなく「本」を処方する「ビブリオセラピー（読書療法）」が、２０１３年から始まりました。医師が、図書館の読書セラピストと連携して、症状を緩和するための本を紹介してくれるのです。このビブリオセラピーは、イスラエルを始め他国にも広がっているそうです。

寝る前に読む本は、哲学書や学術書のような少し難解なものがおすすめです。脳が疲れて眠くなるからです。

推理小説やホラー小説など、ドキドキハラハラして次の展開が気になるものは避けてください。頭が冴えてしまい、逆に眠れなくなります。ほかのジャンルの小説の場合は、短編で時間が区切れるものがよいでしょう。

子どもがすぐに眠ると話題になり、１００万部を突破した『おやすみ、ロジャー　魔法のぐっすり絵本』（飛鳥新社）は、大人にもおすすめです。

著者はスウェーデンの行動科学者で、眠くなる心理的効果が随所にちりばめられています。日本語版は私が監訳しており、日本語でも効果があるように音読しながら言葉を精査していきました。

世界中で翻訳されましたが、実は日本語版の発行部数が最も多かったのです。日本人の働いている世代は、世界で一番睡眠時間が短いことで知られており、子どもに「早く寝てほしい」という願望が強かったのかもしれません。

繰り返しの言葉が多く、展開もゆっくりで、だんだん退屈になってきますが、それが睡眠にはちょうどいいのです。

この絵本を読んでいると体の感覚で眠り方を覚えることができるので、眠り方を教わったことがない大人世代にもおすすめです。

『おやすみ、ロジャー　朗読CDブック』（飛鳥新社）も刊行されており、プロの声優による朗読が収録されています。こちらを聴きながら入眠してはいかがでしょうか。女性ナレーター版と男性ナレーター版の2種類が1枚のCDに収録されていますから、好みの声でその効果を実感してみてください。

Q10 スマートウォッチで毎日睡眠を計測しています。深い眠りを増やすにはどうしたらいいですか？

まず本書で紹介していることを実践することですが、あまり計測結果を気にしすぎないでください。深い睡眠が多ければいいというものでもありません。

日中の体調や気分がよければ大丈夫です。

睡眠に興味を持ち、質の高い睡眠をとりたいと思う事は、素晴らしいことです。睡眠を意識することを「スリープコンシャス」といい、睡眠を計測して客観的に認識し始めるだけでも、睡眠は良い方向へ改善されていくことが分かっています。

ただし、計測結果にとらわれすぎると逆効果。脳波や筋電図、眼球運動で測る睡眠ポリグラフィー装置のデータを１００％とした場合、覚醒を判定できる確率は、Apple Watch 54％、Fitbit 42％、Actiwatch 37％。スマホアプリはさらに精度が下がります。表示される結果がすべて正しいとは限らないので、あくまで参考程度に考えてください。

「深い睡眠の割合が多いほどよい」というのも間違った認識です。

睡眠ステージを大きく分けると次の3つになり、通常、私たちが「深い睡眠」と呼ぶのは、ステージ3の深いノンレム睡眠を指しています。記憶についてはどのステージも定着や消去に関係しており、主な役割は以下の通りです。

1　レム睡眠

記憶を整理し、思い出す作業がスムーズにできるように、記憶に「索引」をつける

嫌な記憶を消去する

2　浅いノンレム睡眠（ステージ1〜2）

楽器の演奏やスポーツ技術など、体で覚えた記憶を定着させる

3　深いノンレム睡眠（ステージ3）

長期記憶の形成に重要な役割を果たす

嫌な記憶を消去する

レム睡眠と浅いノンレム睡眠は、睡眠後半に増えるので、睡眠時間が短すぎると削られてしまいます。深い睡眠だけでなく、すべての睡眠をバランスよくとることが大切になります。

最近、レム睡眠の科学的解明が進んでいて、重要な役割があることが分かってきていま す。その一つが、脳の血流量。

ノンレム睡眠中は覚醒時とほとんど差がありませんが、レム睡眠中には脳血流量は約2倍になるといいます。レム睡眠中に脳の血流が増えることで老廃物を排出したり、栄養を

受け取るなどの物質交換を活発に行って、脳をリフレッシュしているというのです。

また、レム睡眠の割合が少ない成人は、認知症や死亡リスクが高いという報告もされています。

ちなみに、成人のレム睡眠の割合は、睡眠全体の20％程度が適切です。

深い睡眠を増やすことばかりを気にしていると、本当に大切なことを見失ってしまいます。

そもそも、私たちがなぜ眠るのかといえば、翌日を生き生きと過ごすため。ですから、睡眠の良し悪しの一番のバロメーターは、「日中の体調」なのです。

Q11 一人暮らしなので、この先のことを考えると不安で眠れなくなります

一人暮らしで社会との関りが少ないと、いざというときの不安がつきまとうもの。不安は交感神経を刺激するので、頭が冴えて眠れなくなります。

ただ、それはあなただけではありません。

２０２１年の国民生活基礎調査によると、65歳以上人口のうち単独世帯は19・４％。シ

ニア世代の5人に1人は一人暮らしで、その数は742万人にのぼります。700万人以上の人たちが同じ境遇なのです。

コロナ禍で非対面、非接触のサービスが増えました。

インターネットや宅配サービスが充実しているため、家から出なくても生活できるようになりました。

その便利さが、かえって孤独感を強めているのかもしれません。

先日、自然農を実践する元看護士の女性からこんな話を聞きました。

彼女が病院に勤務していたとき、不眠に悩んでいる入院中の80代の女性がいたそうです。睡眠薬を変えたり、体を動かしたり、排せつを整えたり、あらゆる対策を施しても、不眠は改善されませんでした。

お手上げ状態で途方にくれていたとき、手を握って、背中をさすってトントンとしたら、一瞬で眠りに落ちて驚いたというエピソードを語ってくれました。

人が根源的に欲しているのは、人とのつながりや安心、癒しなのかもしれません。それを大切にする暮らし方が、必要とされている時代だと感じています。

みなさんは「自然欠乏症候群」という言葉をご存知でしょうか？

自然からかけ離れた都市型のライフスタイルによって、本来人間が備え持っている感覚や能力が低下し、不眠や慢性疲労、注意力散漫、憂うつなど、理由のはっきりしない不調が起こることをいいます。

私も自宅マンションを見渡すと、床は合板、壁はビニールクロス、パソコンやテレビ、空気清浄機、エアコンなど、人工的なものに囲まれています。そして窓の外に見えるのはビル群です。

コロナ禍での憩《いこ》いのひと時は、ベランダでのガーデニングでした。

イチゴを育てていたときは、葉の裏側についたアブラムシを定期的にテープで駆除していました。これに集中していると「無」になれるので、いいリフレッシュになりました。手塩にかけて育てたイチゴを初収穫したときは、甘くて瑞々しくて、何ともいえない満足感を得ることができました。

自然とのつながりを感じられると人は癒され、睡眠にもよい影響をもたらします。自然に触れるとフィトンチッド（樹木などが発散する香り成分）がＮＫ細胞を活性化して自律神経が整い、睡眠障害、消化器症状、精神状態が改善しやすいことが分かっています。

コロナ禍の緊急事態宣言が明けたとき、奥多摩で森林セラピーに参加したときのこと。森の中を歩いているだけで開放感があって気持ちよく、自然に呼吸が深くなり、その日の夜はぐっすり眠れました。

自然の中で体を動かす「グリーンエクササイズ」も注目されていて、5分で気持ちが前向きになるという研究結果が報告されています。とくに水辺でのエクササイズはより高い効果を発揮し、エクササイズの種類による有意差は見られなかったそうです。

ウォーキングやサイクリング、ガーデニング、公園で深呼吸など、取り入れやすい方法で始めてみてください。

たまにはマッサージやアロマトリートメントなど、人の手を借りて癒しの時間をつくるのもおすすめです。

そして、高齢者に関する行政の相談窓口「地域包括センター」も、ぜひ活用してください。介護、医療、保健、福祉などの側面から、65歳以上の高齢者をサポートしています。

市区町村に1か所以上設置されていて、地域によっては「高齢者支援総合センター」「シニアサポートセンター」と異なる名称で呼ばれていることもあります。

無料で相談できますから、気軽に訪ねてみてください。つながりを持っておくと、もしものときに安心です。

Q12 夜中に何度もトイレに起きてしまい、熟睡できません

シニア世代が夜中に1～2回トイレに起きるのは、普通のことです。

ただし真夏でもないのに、寝る前にコップ1杯の水を飲んでいるとしたら、水分の摂りすぎが原因です。

『夜間頻尿診療ガイドライン［第2版］』（リッチヒルメディカル）には「高齢者においては、脱水が脳梗塞の発症因子であることは報告されてはいるが、過度の飲水がいわゆる〝血液をさらさらにする〟効果により、脳梗塞や虚血性心疾患の予防になっているというエビデンスはない」と記されています。

水を多めに飲むと血液が薄まり、すぐに腎臓で尿が作られ、血液成分の恒常性が保たれます。血中の余分な脂質などが薄まって、サラサラになることはありえないそうです。

大量の汗をかく夏は寝る前の水分補給が必要ですが、それ以外は口をうるおす程度にし

ましょう。

水の多飲だけでなく、アルコールやカフェイン、カリウムには利尿作用があるので、控えめにしてください。

カリウムを多く含む飲料は、ビール、赤ワイン、トマトジュース、オレンジジュースなどです。スイカも利尿作用が高いので、夜は控えましょう。

水分だけでなく、塩分の摂りすぎも夜間頻尿の一因です。塩分の摂り過ぎが過剰な水分摂取につながったり、高塩分の食事によって自律神経バランスの乱れが生じ、夜間頻尿につながるのではないかと考えられています。

寝室が暖かいと頻尿リスクが低下することも分かっています。

産業医科大や北九州市立大などの研究グループが、5年間にわたる大規模調査を行ったところ、冬の寝室の温度を2・5℃以上高くすると「過活動膀胱」の有病率が約4割減ることが確認されたのです。起床時の室温が低いと、年齢が高いほど血圧が高くなることも分かりました。

窓の改修やエアコン設置で寝室を温かく保ちましょう。

理想は真冬でも18℃以上です。

内臓が冷えていると膀胱の筋肉が収縮し、尿をためる容量が少なくなったり、尿意を起こす神経を刺激するので、夜間頻尿につながります。

腹巻でお腹を温めましょう。腹巻は、私自身もトイレ覚醒が激減した簡単で効果的な対策です。尿意で目覚めるだけでなく、「睡眠が浅くて目が覚めてしまったから、トイレに行く」というケースもあります。

睡眠の質を高めることで、夜間頻尿が改善される可能性があるので、本書の内容を実践しましょう。

対策をまとめると、

水分、アルコール、カフェイン、カリウム、塩分摂取を控えること。

寝室を温かく保つこと。

腹巻をすること。

睡眠を深くすることです。

トイレに起きても、すぐに再入眠できる対策も行いましょう。具体的には、廊下やトイレの照明を控えめにすることです。明るい光が脳を刺激すると、朝がきたと勘違いしてしまうからです。

ちなみに、私は照明を全くつけません。照明をつけなくても、カーテン越しの光や、家電の電源ボタンの小さなランプの明かりで、部屋の様子は分かります。トイレの中は、ウォシュレットの緑のランプで十分見えるからです。

シニア世代は、転倒に気をつける必要があるので、明かりが足りなければ、懐中電灯を使ってみてください。

夜間頻尿は糖尿病、高血圧、腎臓の機能障害、睡眠時無呼吸症候群、過活動膀胱、膀胱炎、前立腺がん、前立腺肥大、尿路結石などの疾患が原因となっている場合があります。改善がみられず日常生活に支障があれば、泌尿器科を受診しましょう。

Q13 家族に「すごいイビキをかいている」と言われました。寝ても疲れがとれません

大きないびきが続いたかと思うと突然呼吸が止まる、「睡眠時無呼吸症候群」という睡

眠障害があります。これは肥満の人に多いイメージがあると思いますが、それだけではありません。あごが小さい、首が太くて短い、下あごが後退している、舌が大きいことなどが影響しています。

次のチェック項目に複数当てはまる人は、注意が必要です。

□毎晩、大きないびきをかく
□夜中に、何度もトイレに起きる
□何時間寝ても、疲れが取れない
□起床時、喉の渇きや頭痛がある
□日中、強い眠気や倦怠感《けんたいかん》がある

自分でできる対策は、横向きかうつ伏せで寝ること。つまり、仰向けで寝ないことです。仰向けは、舌根が落ち込んで、気道を塞ぎやすいからです。

背中に枕を背負って寝れば、物理的に仰向けに寝られなくなります。市販の背枕もありますが、リュックに衣類を詰めて背負えば同様の効果が期待できます。さらに、そのときに抱き枕を使うと、横向きで長時間寝やすくなります。

寝方で改善されなければ、睡眠呼吸外来を受診しましょう。

治療法としては、主に2つ。睡眠時に鼻マスクを装着して強制的に空気を送り込む「CPAP（シーパップ）療法」と、マウスピースで下あごを前方に移動させて舌根の落ち込みを防ぐ方法です。


日本の潜在患者数は、900万人以上と推計されています。睡眠時無呼吸症候群は、心臓や血管に負担がかかるため、高血圧や糖尿病、心疾患などのリスクが高まります。お酒を飲むと、筋肉がゆるんで症状を悪化させるので十分に気をつけてください。また、いびきはかいていないのに、脳から呼吸の指令が出ないために睡眠時無呼吸症候群になることがあります。

先のチェック項目に複数当てはまる人は、専門クリニックで検査することをおすすめします。

睡眠時無呼吸症候群は、脳が酸欠状態になるため、日中の眠気が強く何もやる気がなくなるなど、うつ病のような症状が現れることがあります。

治療をするとそれらが改善されるので、「人生を取り戻した」「世界の見え方が違う」と感激する人も多くみられます。適切な治療をして、ＱＯＬ（生活の質）を向上させましょう。

Q14 夜寝るとき、脚がむずむずしたりピクピクして眠れないときがあります

夜、寝床に入って静かに眠ろうとすると、脚がむずむずしたり、チリチリと鋭い痛みが走って脚を動かさずにはいられない、「レストレスレッグス症候群（むずむず脚症候群）」という疾患があります。脚の中を虫がはっているような感覚という人もいるほどです。

推定患者数は、２００万～４００万人といわれ、めずらしい病気ではありません。女性のほうが発症率は高く、男性の約１・５倍。年齢が高くなるほど、発症率は上がります。

原因はまだ解明されていませんが、脳の神経伝達物質ドーパミンの機能障害が関与していると考えられています。

ドーパミンをつくるには鉄が必要なため、鉄不足だと症状を悪化させてしまいます。まず、鉄分の多い食品やサプリメントを摂りましょう。食品は、レバーや赤味肉、赤味魚、

あさり、ひじき、たまご、がんもどき、小松菜、ほうれん草などに多く含まれています。ビタミンCを一緒に摂ると鉄分の吸収率が高まるので、ブロッコリーやキウイフルーツなどの緑黄色野菜とフルーツも摂るとよいでしょう。

逆に、避けたほうがいいのは、カフェイン、アルコール、タバコ。症状を悪化させるので、気をつけてください。

寝る前に脚をマッサージしたり、脚に冷たいシャワーをかけたり、日中に中程度の運動をすると、症状が緩和されることがあります。ウォーキングを一日30分程度行うとよいでしょう。

症状が重い場合は、医療機関の受診をおすすめします。病院で処方される鉄剤は、市販品と比べて鉄の含有量が桁違いに多いので、それだけで症状が改善される人もいます。症状が改善されない場合は、鉄欠乏症以外が原因の可能性もありますので注意が必要です。

レストレスレッグス症候群は、腎不全による人工透析を受けている人や、パーキンソン病、糖尿病の人に起こりやすいとされています。睡眠外来、脳神経内科、神経科で相談してみてください。

Q15 夜中に布団を蹴飛ばしてしまいます。何度も目覚めて熟睡感がありません

レストレスレッグス症候群と似た疾患に、「周期性四肢運動障害」があります。日中に強い眠気や倦怠感があれば、疑ってみてください。これはレストレスレッグス症候群と同様に、脳神経の異常によって起こると考えられており、治療法も似ています。

布団を蹴飛ばすほどではなくても、脚がピクピク動く人もいれば、手や腕が動く人もいます。夜中に目覚める自覚はあっても、その原因となっている四肢のピクつきに気づく人はほとんどいません。家族から指摘されて知るケースがほとんどです。

いずれにしても睡眠が浅くなり、ＱＯＬが低下しますので、対策が必要です。レストレスレッグス症候群と同様に**鉄分摂取を心がけ、カフェイン、アルコール、タバコは避けましょう。適度な運動とマッサージもしてください。**

医療機関を受診する際は、睡眠外来、脳神経内科、神経科になります。病院の探し方が分からなければ、地域包括センターで相談してもよいでしょう。

Q16 寝汗がひどくて困っています

睡眠中には誰もが汗をかいています。発汗しながら深い睡眠に入っていくというプロセスがあるからです。その量はコップ1杯分ほどですが、これは皮膚から自然に放出する霧のような汗。玉のような汗をダラダラかくわけではありません。

夜中にパジャマを着替えるほどの寝汗は、中途覚醒を引き起こすので、対処する必要があります。その原因は多岐に渡りますので、順に紹介します。

部屋の温度や寝具、パジャマが適切でない

夏で蒸し暑いのに冷房を使わなかったり、冬に寒くて布団をかけすぎたり、重ね着し過ぎると、大量に寝汗をかく原因になります。

とくに、ポリエステル系のモコモコしたパジャマは熱がこもりやすいので、しっかり汗を吸う天然素材のパジャマを着用しましょう。

お酒の飲み過ぎ

肝臓でアルコールが分解されると、アセトアルデヒドという有害物質が発生し、尿や汗になって体の外に排出されます。お酒を飲みすぎると、アセトアルデヒドが大量に発生するため、寝汗が多くなってしまうのです。

また、アルコールで体温も上昇するので、寝汗をかきやすくなります。お酒は適量を守り、摂るなら就寝3時間前までにしましょう。

過剰なストレス

適度なストレスは、いい刺激になって生活にハリをもたらしますが、過剰なストレスは、自律神経のバランスを乱します。すると、睡眠中の体温調節が上手くできなくなり、寝汗をかきやすくなります。汗腺は、自律神経でコントロールされているからです。

運動や公園の散歩、ガーデニングなどで五感を使い、リフレッシュを心がけましょう。

更年期障害

ホルモンバランスの乱れによって、自律神経もバランスを乱し、寝汗や中途覚醒が起きやすくなります。

やはり、運動や適度なリフレッシュが大切です。

改善が見られなければ、更年期外来や女性は婦人科または女性外来を、男性は内科や泌尿器科を受診しましょう。

夜間低血糖

睡眠中に血糖値が急激に下がると、それを回復させようとしてアドレナリンやコルチゾールなど興奮系ホルモンの分泌が高まります。その結果、交感神経が優位になって、寝汗をかくのです。歯ぎしりや悪夢、起床時の頭痛がある場合は、夜間低血糖が疑われます。

なぜ低血糖になるかといえば、夕食の糖質やデザート、お酒で急激に血糖値が上がると、それを下げようとしてインシュリンが分泌され、今度は下がりすぎてしまうからです。

夕食の糖質は極力少なくしましょう。

そのほかの病気

寝汗を伴う病気には、睡眠時無呼吸症候群、糖尿病、高血圧、逆流性食道炎、白血病などがあります。

着替えが必要になるほどのひどい寝汗は、結核などの感染症やがんの症状としてみられます。


たかが寝汗と放置せず、医療機関を受診することをおすすめします。

Q17 薬が原因で不眠になることがあると聞きました

病気を治すはずの薬ですが、その副作用で不眠が起こることがあります。これを「薬剤性不眠」といいます。

抗うつ剤、ステロイド剤、降圧剤、パーキンソン病治療薬、甲状腺治療薬、喘息の治療薬、高脂血症治療薬などにみられます。

逆に、薬の影響で昼間の眠気が強くなる「薬剤性過眠」もあります。新しい薬を服用し始めてから、不眠や眠気の異常がみられれば、遠慮せずに主治医に伝えましょう。

セルフケアの方法は、本書で紹介しましたが、専門的な治療が必要な睡眠障害もあります。医療機関を受診するときには、服用している薬の種類はすべて伝えるようにしましょう。

おわりに

最後まで読んでくださり、ありがとうございました。

眠りの悩みから、解放されたでしょうか？

治療が必要と思われる方は、方向性が見えてきて、漠然とした不安が少しは和らいできたのではないでしょうか？

もともと睡眠には個人差があり、睡眠時間が短くてもいい人や、長い睡眠が必要な人もいます。それは、身長が低い人や高い人がいるのと同じように、その人の個性です。加齢によって、それ以外の要因も加わっていきますので、個性の幅はどんどん広がっていきます。

かつて、世界最高齢の人物としてギネス世界記録に認定され、2003年に116歳で亡くなった本郷かまとさんを覚えていますか。

鹿児島県徳之島で暮らしていた通称「かまとバア」。沖縄民謡が流れると手をヒラヒラさせて踊り、その明るく愛らしい人柄が、テレビで人気を博していました。

かまとさんの「二日寝て二日起きる」という生活サイクルも話題になっていて、寝ている二日間は、ほとんど声かけに応じないのに、なぜか口元におまんじゅうや黒砂糖を持っていくと、口だけもぐもぐ動いて飲み込みます。

私は不思議に思いながらテレビを見ていましたが、100歳を超えると、一日24時間寝て一日起きる程度のサイクルはめずらしくないようです。


2017年に、105歳で亡くなった医師の日野原重明《しげあき》さんは、生涯現役の医師として亡くなる数か月前まで患者を診続けていました。97歳のときの睡眠時間は、約4時間。週1回は徹夜で原稿を書いていたそうです。

100歳時のインタビューでは、こう語っています。

「このままでは無理がくるだろうと思い、今年になって睡眠を6時間に延ばして、徹夜はやめた」

「寝るときには、明日はあれがあるな、楽しみだなと思ってねむりにつくようにしています」（ともに『ぐっすり.com』東洋羽毛工業ウェブサイト）

前述の黒柳徹子さんは、雑誌のインタビューでこう語っています。
「夜11時頃にはお布団に入って寝るようにしています。そうすると朝5時頃一度目が覚めるので、そこで起きてお白湯を飲んで、チョコレートとか甘いものをちょこっと食べて、もう1回寝るんです、10時半ぐらいまで。だから、毎日10時間ぐらい寝ています」（『家庭画報　2022年1月号』世界文化社）

このように睡眠スタイルは、加齢とともにバラエティー豊かになっていきます。そして、3名に共通しているのは、日中に精一杯生きていることです。

かまとさんは、仕事をしていたわけではありませんが、踊ったり、食べたり、挨拶したり、笑ったり……。

その時々を楽しんでいる様子が、テレビ画面から伝わってきました。

翌日に仕事や用事があって眠らないと困るのでなければ、そのとき自分が快適に感じる睡眠スタイルを選択してもよいのではないでしょうか。

本文中で何度も繰り返しましたが、理想の睡眠から離れていても、日中に元気なら大丈夫です。

最後に、本書の執筆の機会を与えてくださった、編集の歌田哲哉さんに感謝いたします。歌田さんは21年前に、私の初めての著書を担当してくださった方です。久々にお会いして話しているうちに、どんどんアイディアが湧いてきて、ワクワクしながら取り組むことができました。

この本を手にとってくださった読者のみなさまにも感謝申し上げます。一人でも多くの方が、眠りの悩みから解放されて人生を謳歌《おうか》している、それは私にとって最高の歓《よろこ》びです。

本書がこれまでの著書と一線を画しているのは、快眠のためにするべきことを示すだけでなく、力の抜き方を提示していることです。ぜひ、あなた自身の「眠りのさじ加減」を見つけて、豊かな毎日をお過ごしください。

２０２３年５月

三橋美穂

三橋美穂（みはし・みほ）快眠セラピスト・睡眠環境プランナー

寝具メーカーの研究開発部長を経て、2003年に独立。これまでに1万人以上の眠りの悩みを解決してきており、とくに枕は頭を触っただけで、どんな枕が合うかわかるほど精通。全国での講演や執筆活動のほか、寝具や快眠グッズのプロデュース、ホテルの客室コーディネートなども手がける。主な著書に『眠トレ！　ぐっすり眠ってすっきり目覚める66の新習慣』（三笠書房）ほか、日本語版を監修した『おやすみ、ロジャー　魔法のぐっすり絵本』（飛鳥新社）は100万部を突破。わかりやすく実践的なアドバイスには定評があり、NHK「あさイチ」TBS「ひるおび！」日本テレビ「ヒルナンデス！」など、テレビ番組にも出演多数。

https://sleepeace.com/

編集　歌田哲哉・久保木侑里

眠りのさじ加減
65歳からのやさしい睡眠法

発行日　2023年5月29日　第1刷発行

著　者　三橋美穂
編集人
発行人　阿蘇品蔵
発行所　株式会社青志社
〒107-0052 東京都港区赤坂5-5-9 赤坂スバルビル6階
（編集・営業）Tel：03-5574-8511　Fax：03-5574-8512
http://www.seishisha.co.jp/

印　刷
製　本　中央精版印刷株式会社

ISBN 978-4-86590-157-3 C0095